JN225976

若手院長です

開業のこと何でも質問してください

著

大橋 博樹
栗原 大輔
小宮山 学
田原 正夫
森永 太輔

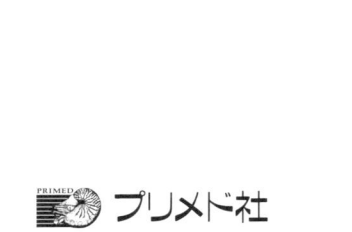

PRIMED プリメド社

この本のこと

「開業」というとどんなイメージをお持ちでしょうか？

「なんとなく大変そう」、「お金が心配」、「勤務医よりも時間が持てそう」、「自己実現の場」などなど……、漠然とした不安や期待を持たれる人が多いようです。

周囲に開業した知り合いはいても、開業の魅力や苦労について、じっくり聞いた経験がある読者は少ないと思います。筆者らもそうでした。巷には実に多くの開業に関する書籍が並んでいます。しかしそれは、医師以外の経営の専門家の目からであったり、あるいは成功した開業医の回顧録であったりします。筆者らも開業に備えて、これらの書籍を入手しましたが、普通に開業を考えている読者の視点からは少々離れているのではと感じていました。

そこで、今回、開業して数年の若手開業医が集まり、開業決意から開業後までの、良かったこと・困ったことを等身大のありのままの目線で本書を執筆しました。

目次を見ればおわかりのように、開業を考えている医師が「どんなことに疑問を持つか？」ということを徹底的に重視して、自分たちの数年前を思い出して、より実践的なテーマになるよう構成しました。

そして、それぞれのテーマについて、分担で執筆するのではなく、SNSなどを利用して、筆者らそれぞれの意見を集約してまとめたものです。筆者らの間で共通する思い（人事の悩みなど）は強調し、異なる意見があった場合は、両論を併記することで、よりリアルな内容になるよう心がけました。

筆者らは皆、総合診療（家庭医療）を専門としていますが、本書についてはどのような診療科で開業しても有用なエッセンスをまとめてあります。

　開業は、"地域のために自分に何ができるかを体現する場"です。少しでもその気持ちを持って本書を手に取られたとすれば、開業への一歩目のハードルはクリアしたことになります。読み進めていくうちに、開業への熱い気持ちが高まってきたら、是非自分のクリニックの理念を何かに書き留めてみてください。

　本書を手に取っていただけたことが開業後に良い思い出になることを願ってやみません。本書を上程するにあたり、株式会社プリメド社には、構成から SNS 等での意見の取りまとめ、よりわかりやすい表現へのアドバイスなど、大変ご尽力頂きました。この場を借りて御礼致します。

2019 年 1 月 7 日

著者を代表して
大橋 博樹

目次

執筆者紹介 (五十音順)

大橋 博樹（おおはし ひろき）
医療法人 家族の森
多摩ファミリークリニック（川崎市）

栗原 大輔（くりはら だいすけ）
医療法人 ゆいの会
かまくらファミリークリニック（鎌倉市）

小宮山 学（こみやま まなぶ）
医療法人 感謝の郷
ありがとうみんなファミリークリニック平塚（平塚市）

田原 正夫（たはら まさお）
岩倉駅前たはらクリニック（京都市）

森永 太輔（もりなが たいすけ）
つむぎファミリークリニック（名古屋市）

今だからこそ
言えること

0. 開業して予想と違っていたことは？

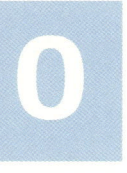 実際に開業して予想と違っていたことは何ですか？

　筆者らは、家庭医を実践すべく独立開業してから数年が経過した。後述するようにさまざまな準備を重ね、満を持しての開業だった。

　しかし、実際に開業してみると、開業前の予想と違っていたと感じることは多少なりともあった。

　筆者らが共通して"予想と違った"と感じたのは、

> ・開業当初は、患者さんが本当に少ない
> ・自分の時間が持てなくなった
> ・常に決断を求められる
> ・スタッフとの立場の違いを改めて感じる
> ・雇用者として少なからぬとまどいやストレスがある
> ・気心が知れない者同士なのでミスやトラブルが起こりがち
> ・人員が少ない分人間関係の良し悪しが影響する

など。

　これらは、開業から時間が経過するにつれ、慣れるようになったり、折り合いをつけられるようになっていくが、雇用者としてのストレスは今でもなかなか解消しないというのが実情である。

 予想してなかったこととして、

・当初、外来患者さんが本当に来なかったこと、
・奥さんがガッチリ働いてくれて夫婦共働き家庭になってしまったこと、
・いろいろ対処しないといけないことがあり予想以上に忙しく疲れ

ること、

などでしょうか。

予想以上に患者さんが来てくれない

開業したら患者さんがどんどん来院してくれる……とは、思っていなかったが、それにしてもこんなに少ないとは思わなかった、というのが正直なところである。もちろん、その後の踏ん張りで患者さんは増えていったのだが……。

自分の時間が持てない

また、自分のクリニックだから自分の時間をコントロールして時間を持てるようになると期待していたところ、予想以上に忙しいというのが実感である。

実際には時間はあまり持てない

「自分の時間が持てるようになる」と期待していたところがありますが、実際には、事務処理や経営的なこと、自分の家庭や健康面のことなどでつぶれ、時間はあまり持てません。かといって、そればかりでもつぶれてしまうので、意識して自分の時間をつくるようにすることが大事だと思います。

常に決断を求められる

何をするにも、院長である自分が決断しないと前に進まない。決断を求められる場面が連続する。

スタッフからいろいろな意見が出て、迷うことも多くなる。そんな

とき、院長がブレていたら、スタッフの信頼は得られない。かといって、即断即決とばかり独断で決めていてもスタッフはついてこない。

　大事なことは、スタッフの意見を一人ひとり十分に聞くことだ。そして熟慮して院長が決断したことなら、自分の意見と異なる結果になっても、スタッフは納得してくれる。

　決断する前、スタッフとのヒヤリングは重要だと実感する。

> ## 人員を増やして欲しいとスタッフの訴えに悩んで

　残業が増えて仕事がきついので、人を増やして欲しいとスタッフから訴えがありました。たしかに忙しくなっていたと思います。ここで人を増やすべきか、しかし経営的に成り立つのか、とても悩みました。

　そこで、スタッフと話し合ってみました。すると、丁寧にやり過ぎていた業務があることがわかりました。請求のとき３〜４人でチェックしていたのです。そこで、シングルチェックにしようということにしました。不安がるスタッフには、とりあえず３ヵ月様子を見てみよう。そこで、問題が出たら改めて考えてみようということにしました。

スタッフとの立場の違いを改めて感じる

　また、ある程度予想はしたことではあるが、開業して改めて感じるのは「立場の違い」である。列えばスタッフといくら仲良く良好な関係になったとしても、「友人」、「同僚」といった関係にはなりえない。最終的には「雇用者・被雇用者」というスタッフとの関係性や「上司・院長」という立場であることから逃れられない。またお金のことを含めた経営的なことは、スタッフに安易に相談・共有できるものではない。「経営者」ともなればスタッフと立場が異なるということを実感する。

　そうした立場の違いをうまく理解できないと、病院時代と同じ距離感でスタッフと接して組織づくりがうまくいかなかったり、逆に立場が異なるということを強く意識しすぎることでスタッフに強権的な対応をしてしまい、孤立してしまうことになりかねない。

　新たな立場でどう立ち振る舞うか、最初からうまくはいかないだろうが、これも経験や失敗を繰り返して慣れていくしかない。

今は雇用する責任者という立場

　スタッフとの人間関係の違いを感じます。勤務医時代は、スタッフは同僚の感覚でしたが、今は雇用してる責任者として、常にスタッフがどういう状態にあるのかを考えるようになりました。

雇用者として少なからぬとまどいやストレスがある

　勤務医時代に所属長として部下をマネジメントする機会があったとしても、開業するということは、雇用するということを初めて経験することになる。

　初めて雇用者としての立場になると、少なからぬとまどいやストレスを経験し、「こんなはずじゃなかった……」と思ったこともしばしばである。

予想以上だった雇用者としての心理的ストレス

　開業後、予想と違っていたというより予想以上だったのは雇用者としての心理的ストレスでしょうか。自分が全人格をかければかけるほど、失敗があるごとに人格否定される気持ちになるので、ある時点からは「この経営、診療所でやっている自分は自分の人生のなかの一部の自分であって全人格をかけているわけではない」

と新しい belief（コーチングでいう信念や自分の深いところでの考え）を持つようにしました。そうすると少し楽になった気がします。

気心が知れないうちはミスやトラブルも起こりがち

例えば、最も顕著なのは、スタッフ間の連絡の行き違いがみられることである。情報の伝達で、伝えた側と受け止めた側の認識がずれてミスやトラブルに発展することはよく経験する。チームが発足して新しく、まだ気心が知れない者同士なので、どうしても起こりやすい。

気心が知れた者同士であれば、お互いすぐに「行き違い」という理解となり、それを修正することもでき、またその後の再発防止のために、行き違いの原因を追及し修正しようとするが、まだ気心が知れない新しいチームでは、「行き違い」という理解にはならず、お互いに「相手が悪い」という解釈になりがちである。上司部下の関係であれば、部下が従うとしても面従腹背かもしれず信頼関係は壊れてしまう。同輩であれば、目に見える口論に発展することすらある。

いずれにしても、職場にとっては大きな負担となる。

人員が少ない分人間関係の良し悪しが影響する

雇用者の立場として、忘れてならないのは、職場の人間関係・信頼関係のメンテナンスを怠らないことかもしれない。

スタッフと自分の信頼関係だけでなく、スタッフ間の人間関係も極力把握するように努める。そして、何か人間関係を阻害するようなトラブルの芽を見つけたら、なるべく早くにその芽を摘み取っておく。

クリニックは人員が少ない組織なので、それだけに人間関係の良し悪しがダイレクトに組織のパフォーマンスや経営につながってしまう。逆にいえば、そのことをきちんと抑えておけば、院長が考える方向性や価値観にスタッフも自然に合わせてくれるので、院長が隅々まで目

を配らなくても済むようになるだろう。

 全職員に個人面談して困っていることなど話してもらう

　開業当初から、全職員に対して年2～3回の個人面談を続けています。面談は基本的にヒアリングで、仕事で困っていることや目標、また仕事と関係する家族事情などについても話してもらっています。もちろん腹の内をすべて話してくれることはないにしても、信頼関係があればあるほど"実は"と本音も語ってくれると思います。あまり自分の思いを話し過ぎると、スタッフが自分のヒアリングをしているようになりますので、あくまで聞き役に徹することは心がけています。

I
開業を
決意する！

1. 開業を決意したきっかけは？
2. 開業に適した年齢は？
3. 決意したら何から始める？
4. 開業の時期は？ 準備期間は？

1 開業を決意したきっかけは何ですか？

開業決意のきっかけはさまざま

　開業を決めたきっかけは、人それぞれである。筆者らが開業を決めるに至った経緯をみると、前職場との関係が変化したところに自分のやりたい医療を自覚したこと、また学生時代から漠然とした開業希望を持っていて研修を受けるにつれその思いが大きくなってきたこと、あるいはスキルと知識の十分蓄積したことに納得し"機が熟した"と感じたこと、などで開業を決意している。

筆者らのケース：経験・能力・年齢を考えて

 『チャレンジするなら今』と決意

　　決意したきっかけに明確なものはありません。ただ元々が自分で診療所家庭医をしたかったので既定路線だったかもしれません。雇われ所長を続けるかどうかも少し迷いましたが、昔から夢を語っていてそれを知っている妻が少し背中を押してくれたところもあります。あとは家庭の事情、ライフプラン、家族ライフサイクル（例：子どもの学校、いつまでなら転校できるか？教育費のメドをいつまでに立てるか）などは考慮するところだったと思います。家建てるときと多分いっしょですね。自分が積み上げた経験、能力、自信、自分が仕事できる年齢なども自問して考慮しましたし、現在の医療情勢なども考えて、「チャレンジするらば今がその時」と思い至りました。

筆者らのケース：**必要な技術を習得したと納得して**

『希望していた"町医者"の技術を習得できた』と決意

　私の場合は二段階でした。はじめは大学卒業前で、自分が将来どこで働いていたいだろうかということを考えました。大学での研究や総合病院でスペシャリストとして働くイメージはなく、町医者として色々な相談に乗って対応しているイメージがあり、そうなりたいと思いました。当時は離島とか以外では勤務医として診療所長をするスタイルを知らなかったので、町医者＝開業医でした。そこで、10年後に開業するとして、その間にどんな技術を身につければいいかを考えたのですが、はじめはいろいろと地域医療のことを全体的に把握したほうがよいのではと考え、地域病院で病棟、救急、在宅、外来の研修を行いました。

　そこで4年、総合病院に移って内科や他科ローテーションを3年行い、その後に家庭医診療科を3年研修しました。私は自分が納得できるように、苦手な分野も経験する必要があると考え、7年費やしたのですが、家庭医に出会って「もう十分病棟などの専門科研修はやったな」と納得しました。これは個人的な感覚かもしれませんが、自分には必要な期間だったと今でも思っています。家庭医研修が、自分にとって開業医になる本格的準備の一環であったので、診療スキルで納得したことが決意につながったかなと思いました。

筆者らのケース：**自分のやりたい医療を希望して**

『開業することが手段』と決意

　私の場合、開業はまったくもって手段でした。前職の雇われ院

長の立場で地域医療を展開していくなかで、自分が生涯かけてやりたいことは、いま正に自分がやっている「地域づくり」なのだ、と自覚するようになりました。しかし自分の実現したい地域医療をやろうとするなかで、前の職場と意見が異なることが多くなってきて、何度も話し合いを重ねましたが、最終的に決裂しました。

その時点で自分がやりたいことはかなり明確になっていて、開業している実家に戻ることや、昔の家庭医療診療所に戻るという選択肢も考えましたが、今の地域で培った人間関係や信頼や立場を"元手"にして、今やっていることを続けることのほうがよほど自己実現に早い、と考えました。実家に戻っても、自分としては地域づくりをゼロから始めないといけないので、その時間がもったいなく感じたのです。当地で懇意にしている先生からは、「出るならウチに来ないか」という誘いも受けていましたが、以前から、上司との人間関係にかなり労力が割かれて遠回りしたという実感があったので、これ以上は上司のいる場所で働きたくありませんでした。誘ってくれた先生ともせっかく地域で上手くやれているので、上司部下の関係になって、関係が悪化するリスクを避けたいとも思いました。

……という時点で、自分には「開業」しか手段がありませんでした。実家の父には「こちらで開業するので実家は継げないと思う。申し訳ない」と頭を下げに行きました。自分が通常の開業と異なるのは、開業しようとした地域ですでに地域医療を展開しており、何がその地域に求められていてどのようなリソースがあるのか十二分に把握していたことや、すでに自分が地域システムの一つに組み入れられていたことです。なので開業は初めてではあったものの、それまでの経験や何より自分がこの地域でどのように動いているかのイメージが明確な状態になっていて、そのイメージに「あてはめる」ように準備を進めることができました。

開業は"決意"というより"決定事項"のような感じでした。

2 開業に適した年齢は ありますか？

体力面：フルスロットルで働ける年数から逆算して

　開業して「何をしたいか」によるので、一概に何歳ごろまでに開業するとよいかとは言えない。とはいえ、開業する時期を考えたとき、たしかに人生の働ける年代から逆算した時期と重なることが多い。

　かなりの高齢でも現役で活動している医師もいるが、かといって自分がその歳まで現役で続けられるかどうかはわからないし、たとえ続けられても年齢が高くなるほどパフォーマンスが落ちていく。そう考えると、フルスロットルで働けるのは限られた年数となる。その時間をどう使うかという課題は、一般的にも開業という決意を後押しする理由になっているのではないだろうか。

 『体力要ります』

　家庭医であれば35〜45歳が業務内容的にはベストかもしれません。外来、訪問、教育、診療所のマネジメントをするには体力要ります！！

自分の年齢・体力・経済状態に合わせて開業

　体力についてはやってみないとわからない部分も多いです。診療時間を長く設定したり、予想を超えて（うれしい展開ですが）患者さんが多く受診するようになると体力的に厳しくなることがあります。そこは自分の年齢、体力、経済状態に合わせて開業後、フレキシブルに調整していく必要があるかと考えます。

資金面：**返済期間を逆算して時期を考えて**

資金面から開業を考えた場合、今は、開業資金の蓄えがなくても、金融機関は融資に前向きな傾句にあるので、失敗のリスクの少ない診療所開業であれば、資金がなくても開業は可能になっている。

もちろん、資金計画次第であるが借入金の返済を 10、15、20 年などと設定するなら、それに応じた年齢を考慮する必要がある。

逆に、病院で定年退職された年齢の先生が開業されるケースがあるが、そのようなケースでは、ある程度の資金を用意されたのだと思う。

 地域づくりに 10 ～ 20 年は必要と考え……

> 私はやはり開業後にしっかり地域づくりをしたいので、その考えだと 10 ～ 20 年は必要ですから今の年齢（37 歳）くらいがリミットと考えました。最低ラインの儲けながらも借金の返済をしていくということであれば、55 歳でもいけるかもしれません。

知識・技術面：**臨床能力や人間性も備わったと判断して**

知識やスキルなど習熟度や経験から考えた場合、臨床的に経験が浅いといわゆる「カン」が働かなかったり、医療特有のコミュニケーション（例えば看取りなど）がとりにくかったり、地域の医師会の他の先生との関係がぎくしゃくしたり、地域の人からの信頼が得られにくいなど、基礎的な臨床能力や人間性において困ることになるかもしれない。かといって、十分に経験を積んでからの年齢であれば、上述のように体力面や資金面の問題もあるので、迷うところだ。

もちろん、技術、知識を身につけてからの開業が望ましいのは基本であるが、それをどうアップデートできるかも課題となる。

ただ、知識、技術、経験もないまま「早いほうがよい」とだけ考え

て若くして開業するのは、自分自身も周囲も不幸なことだと思える。

　開業して何をしたいのか、その提供するものに自信を持てるほどのスキル、知識などを兼ね備えているのか、自分一人になっても伸びていけるのか、それらも十分に考慮したい決断要素である。

貫禄も必要かもしれない

　一般的に 40 歳でも患者さんから「若いね」と言われるので、一般の人たちが考えるような年齢による貫禄も必要なのかもしれません（若いとその点で損するパターンはあると思いますが、逆もありますけど）。

戦略的に考えて開業時期を考えることも

　MBA を取得して医師 3 年目に仲間と一緒に在宅診療所を開業した医師もいます。このケースでは、かなり戦略的に考えているようで、おそらく知識も在宅医療の開業に絞って集中した学習または開業後の継続学習の仕組みもつくっておられるのではないでしょうか。

診療スタイルによると思う

　診療スタイルによるのではないかなと思うので、「年齢についてはなんとも言えない」というのが私の意見です。これからの開業は、プロフェッショナルとして極めた人がその分野のみのクリニックを開いたりする医療的なパターンと、かかりつけ医として人間的なところまでフォローするようなクリニックの二分化になるのではないかなとも思います。その点を踏まえれば、前者は技術があれば早い年齢でもよいと思いますし、後者は資金面や体の問題がなくやりたい意志があれば遅くてもよいのではないかと思います。

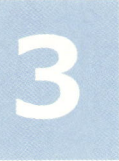

3 開業を決意したら、何から始めるとよいですか？

まず開業した先輩のクリニックを見学する

　まず、いろいろなクリニックを見学して、開業した先輩達の話を聞きに行くことをお勧めしたい。もちろん、必ずしもここから始めるべきというわけではなく、他のことと同時進行でもかまわない。

　それまで多くのクリニックを訪問した経験があったとしても、"開業を決意して"からの見学では、見えてくるものもまったく違う。特に「細部」に注意が向くようになる。間取りや動線などだけでなく、ゴミ箱やドアの位置など細かいところが参考になる。設計を始める前にぜひ見学に行っておきたい。

　またスタッフとの関係性やカンファレンスをどうしているか、家族（配偶者）がクリニックにどのように関わっているか、などソフト面でも大いに参考になる。さらに、「これはダメだった」、「こうすればよかった」という失敗談（悪い話は、直接話をしないとなかなか出てこない・言いづらい）などネガティブな話もむしろありがたい。

什器メーカーのショールームも見学

　クリニックではないのですが意外なところで参考になったのは、キャビネットなど什器を選ぶときに見に行った、事務機器メーカーのショールームです。什器がさまざま展示してあるなかで、実際の社員が働いているオフィスそのものをショールームとして見学できるようになっており、管理職より下の社員はあえて「自分の机がない」オープン形式にしていたのに衝撃を受けて、自分のク

リニックのバックヤードは絶対にそうしよう、と思いました。

コンサルタントを選ぶ

　開業を決めたら、コンサルタントを選ぶことになる。"コンサル選び" が開業の第一歩といっても過言ではないくらいだ。まともなコンサルタントであれば、一般的に開業に必要とされる ToDo やタイムラインはすべてまとめて提示してくれる。いわばウエディング・プランナーのような感じといえる。だからこそ、どの組織のどのコンサルタントにするかの最初のステップがかなり重要になってくる（「Ⅳ. コンサルタントを依頼する」参照）。

開業に向けて自分なりのビジョンを考えてみる

　開業を決意したら、まずは「どんなクリニックをつくりたいか」を A4 の用紙 1 枚程度にまとめてみるとよい。それがいずれクリニックのミッションやビジョンにつながっていく。そして、それをコンサルタントなどに見てもらって、「心から共鳴してもらえるか」そして「現実離れしていないか」意見を聞いてみる。

　筆者らの経験では、家庭医として開業している先輩医師の多くが、この方法を勧めている。いずれ「診療時間」は何時までにするのか、などの具体的な戦略を決めるとき、それがミッションやビジョンに沿っているかどうかの判断基準になり、一貫性・効果性の高い戦略が立てられる。

 『週 5.5 日、22 時までの計画を出したところ……』

　はじめ、自分がやりたいこととして、一人開業で、週 5.5 日診療で、夜間は 22 時までという計画を出したところ、コンサルさんに真顔

で止められました。一度決めた開院時間を長くするのは簡単だが、短くするのは、相当なデメリットになると……。

開業を宣言する

開業を決意したものの、あれこれすべきことが多く、なかなかアクションを起こせない場合、とりあえず誰か（配偶者でも友人でも）に「開業する！」と宣言してみる。

何から始めるか……「決意を口に出して他人に言う」から、すべてが始まると思います。

4 どの時期に開業して、どれくらい準備期間を見込んだらよいですか？

ビル診であれば物件が決まれば半年でも可能

　開業までの期間は、コンサルタントが提示してくれると思うが、ビル診であれば、物件さえ決まれば、最短で半年強でも可能といわれている（実際には1年少し）。土地購入から建築をするなら1年〜1年半くらいをみておく。

　ただし、場所の検討に十分時間をとらないと、どうしても迷いが出てくる。物件を決める前の期間に1年ほどゆっくりコンセプト等について検討するのがよいかもしれない。またビル診の場合、物件を決めたら家賃が発生するので、一定期間家賃を支払わなくてもよいフリーレント（free rent）のある物件と契約しておく手もある。

場所を探して「やるか！」とスイッチが入ることも

　場所探しは、決意をしてからの時間と関係するのではないかなと思います。場所を探してから「さあ、やるか！」とスイッチが入ることもあると思います。場所さえ見つかったらあとは早く、時期を見なければ、半年ぐらいで開始できるでしょうか。

開業時期は患者さんが増える時期に合わせる

　開業する時期（タイミング）は、開業した時点で患者さんが増える時期がよいといわれている。例えば、内科・小児科であれば秋の開業（冬の風邪）、皮膚科なら春（夏の繁忙期の前）、耳鼻科なら秋〜冬（冬の

風邪や春の花粉症）など。そこから逆算して準備期間を検討する。

 ### 『秋まで半年しかないので翌年の開業を決めました』

　私が開業を決意したのは、開業した前年の1月でした。コンサルタントが3月に決まり、開業時期の相談をしましたが、内科小児科なので冬狙いの秋開業とすると、その年の開業ではあと半年しかないことがわかりました。コンサルタントからは「ビル診でかなり急げば年内の秋に開業はできるかもしれない」とは言われましたが、自分のスタイルや開業希望地域ではビル診はないと考え、翌年の秋を開業時期に決めました。1年半以上の時間はかかりましたが、その分、選択肢も増えて余裕もあったため、場所探し・建築・内装・組織づくりなど、ある程度納得のいく選択ができました。

 ### 風邪の患者さんは増えたものの市の事業に参加できず

　私の場合、秋からでした。風邪などでやはり患者さんは増えましたが、一方で、市の健診事業には手続きのタイミングで参加できず、患者さんからの依頼を断ることになり、その点では困りました。

 ### インフルエンザ予防接種の時期を考慮して秋に開業

　内科、小児科ではインフルエンザ予防接種も新患に来ていただくよいタイミングです。それも考慮して秋に開業しました。

 ### 『落下傘開業なら4月開業はお勧めできません』

　タイミング的に4月開業になりました。患者さんが多い時期とは感じませんでした。落下傘開業なので、たしかに1年目は大変でした。運転資金がショートしないか、ずっと頭にありました。もし、落下傘開業するのであれば、4月開業はお勧めできないですね。

Ⅱ 資金計画を立てる

5 自己資金は どれくらい必要ですか？

現実的には自己資金がなくても開業できる

開業時の自己資金についての関心は高く、「3,000万円は用意しないと開業できない」という話もよく聞かれる。

しかし、近年では、自己資金を用意してそのうえで融資を受けて開業資金とするより、融資だけで開業資金をまかなうのが現実的のようだ。これは、金融機関の融資条件が緩和されたこともあるが、以前に比べて最初から建物や設備に高額な費用をかけて開業に臨むことが減ったのではないだろうか。

したがって、自分の貯金を開業時に注ぎ込むという発想は過去のものとなり、ひと昔前に聞いた"子のために貯蓄していた教育資金"を取り崩してまで開業資金に回すことも考えなくてもよい。

よほど借金が嫌いな人や返済期間を短くしたい人でない限り、自己資金のことをそれほど重視する必要はないと思う。

 ビル診であれば5,000万円まで融資

私が開業するとき（2010年）、ビル診であれば、開業資金として5,000万円まで無担保融資をしてくれるという金融機関が多かったように思います。

 『現金は用意したものの全額融資で借りました』

いちおう現金として2,000万円は用意しておきましたが、開業資金全額を地銀からの融資で借りることができ、さらに途中で医

師信用組合に追加融資をお願いしました。銀行自身も地域のお客さんに対して貢献しないと銀行再編の波に呑み込まれそうな状況ですので、条件が合う顧客がいれば、貸したがっているかもしれません。

『他の業種に比べ借り入れしやすいと思います』

私も自己資金を出す準備をしておきましたが、結局はゼロですべて借りてまかなうことができました。金融機関は、今、借り手が少ないのでなるべく貸したがっていますし、診療所や病院は、他の業種の開業に比べて、事業が失敗するリスクが低いと見なされ、借り入れしやすいのが現状です。

自己資金を貯めることより開業計画に時間をかけたい

むしろ、必要な自己資金を貯めるために無理してアルバイトを入れるなどで時間を消費するより、早めに開業を決意して、どんな医療を行いたいのかという事業計画を念入りに考えたり、参考のために他のクリニックを見学することに時間をかけるほうが有意義である。

結論としては、開業のタイミングは、「開業したいと思ったとき」であり、自己資金がないから開業を断念する必要はないと思う。

資金の借入先は
どこがよいですか？

金融機関ごとに特徴がある

　融資してくれる金融機関としては、下記の表のとおり、地方銀行、都市銀行、信用金庫、政策金融公庫がある。その他、特殊な金融機関として医師限定の医師信用組合がある。それぞれに特徴がある。

●融資してくれる金融機関の特徴

金融機関	特徴
都市銀行	あまり積極的ではないが開業向け商品もある
地方銀行	銀行によって異なるが、中小企業の中で医療機関を優良の貸付先と考え積極的に融資を考えてくれるところもある
信用金庫	地域の発展を図る相互扶助を目的としており、支店ごとに地域密着という雰囲気が強い。利率なども低いが、地域密着が原則なので開業地の信用金庫に限られる。地域の企業が顧客であることが多く、話がとおりやすいが、頭金が必要となることが多い
政策金融公庫	財務省管轄の特殊会社であり、クリニック開業に設備や運営資金を貸し付けてくれる
医師信用組合	医師の相互扶助を目的として医師限定に開業や運転資金を借りることができる。医師会加入や配偶者の同意が条件になることもある。とても協力的で、開業のノウハウもあるので利用しやすい

いずれの金融機関も開業のための融資は行っているが、それぞれに特徴がある。例えば、地銀や信用金庫は、地域での産業を発展させることを目的にしている。地域に根ざした医療を目指しているなら、これらの金融機関は肌に合うだろう。

地域によるが医師信用組合がメリットがある

　医師信用組合は、おもに開業や事業拡張の資金を融資しており、子が私立医大に入学した場合の教育資金も借りることができる。金利も低く、開業資金の融資を受けるにはお得ともいえる。ただし、医師信用組合は、都道府県によってはないところもあり、また都道府県の医師会の関係機関でもあるので、医師会加入を考慮する必要がある。勤務医時代には医師会と接点がない人には、何となく縁がないところに思えるが、いずれの医師信用組合のホームページにも開業のための相談窓口があるので、まずは、気楽に相談してみるとよい。

政策金融公庫で追加融資を

　メインを地元の医師信用組合に、また運転資金や計画途中で追加で必要になった資金を政策金融公庫に借りました。

手許の流動性を確保せよと言われて

　金融機関に勤める親戚から「手許の流動性を確保せよ」と言われたので、なるべく自己資金に手をつけない計画で銀行と交渉しました。地元には医師協同組合はありませんが、医師会と地銀が連携した融資制度があります。金利は安く設定されています。マイナス金利時代とはいえ、私は担保無しでしたので、大きく借りることができるわけではありませんでした。診療報酬を担保に借りるという手もあるそうですが、やめたほうがよいと意見もあり、

実際の融資でも、その話は出ませんでした。私の印象では、やはり地元の中小企業を大事にしている地銀がよいと思います。

金利だけでなく返済開始時期と期間も検討しておく

上述したように、それぞれの金融機関に特徴があり、また、店によって融資の条件も異なるが、どこがよいかを最終的に選ぶ基準としては、①いくら借りられるか、②金利、③返済期間、④元本据え置き期間、をそれぞれ比較して選択することになる。

金利が低いことは、もちろん重要なことであるが、実は返済期間が長く元本据え置き期間が長いことが最も重要である。

クリニックを立ち上げたとき、資金的に大切なのは、手許の現金預金がなくなって資金が不足（ショート）する前に、黒字化して現金が増える流れをつくること。保険診療の入金は2ヵ月遅れとなるため、開業後最初の2ヵ月は入金が少なく現金が減る一方で、ここに返済が始まると、ますます現金がなくなっていき、不安になる（「XIII. 開業後の資金繰りを考えておく」参照）。

このとき、返済期間が長ければ、月や年あたりの返済金額の負担は少なく、また元本据え置き期間（通常は1年程度）が長ければ長いほど、黒字化までの猶予期間があり、返済による現金の減りが少なくなる期間が長くなる。開業当初、収入が少ないうちは返済の負担の少ない融資条件はありがたい（「XIII. 開業後の資金繰りを考えておく」参照）。

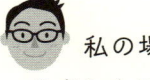 私の場合、お金の流れ、借り方を知らなかったので、コンサルタントに事前に聞いておきました。

7 融資を受けるために何を アピールしたらよいですか？

ユニークかつ将来にわたって採算性がある事業計画を示す

　融資を頼もうとしている金融機関に提出する事業計画を作成する際のポイントは、現実妥当性や説得性のある範囲内で "楽観的" な事業計画をつくり、「いかに安心できる借り手なのか」を金融機関に納得させることにつきる。

　具体的には、

収入について：単価の設定と予想患者数、患者が今後増える見込み

支出について：おもに人件費予想（職種ごとの人数、常勤かパートか）

を織り込んで作成する。

　正直なところ、融資用の事業計画は将来にわたって採算性があることをとにかくアピールし、特にユニークな着眼点を打ち出すとよい。

　ただし、これはあくまで金融機関向けであって、自分用の事業計画は、本当に厳しい目（悲観的にも見えるくらい）の事業計画書を用意しておく（「V. 事業計画を立てる」参照）。スタート時が厳しくても、現実的に運用が可能かどうか、シミュレーションしておくくらいの気持ちがいる。厳しい目で見るためには、コンサルタントの見立ても確認しておく。

「よいところに目をつけた感」

　「よいところに目をつけた感」を出すのが大事だと思いました。私の場合、事業として在宅医療も加えました。結果的に、この「在宅医療」が国策であり社会のニーズがあって、地域貢献もできる

　ということでストロングポイントになったと思っています。

個人のローンはあまり気にしなくてもよい

　新しい事業（開業）のための融資を受けようとするとき、気になるのは個人ですでに融資を受けている場合で、例えば、住宅ローンの借入があって、完済していないなどが挙げられる。

　金融機関側では、住宅ローンについては、すでに折り込み済みと考えているようだ。開業にあたって融資の可否は、あくまで開業を目指しての事業計画を見て判断していることが多いという。

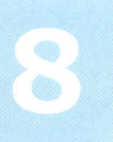

8 資金の使い途の優先順序はどう決めたらよいですか？

自分の診療スタイルや考えを予算に反映させる

資金の用途は、大きく①土地・建物・内装、②機器、③運用資金、に分けて考える。

継承ではなく新規に開業する場合、資金のうち、①の土地・建物・内装にかかる費用が大半を占めることになる。同時にこれである程度の開業スタイルも決まる。

もちろん、資金計画を立てるときには、必要な予算を積み上げて、総予算を算出することになるが、その予算で無事に資金を確保できたら、予算の配分を考える。

診察室より待合室に予算を

私の場合、診察室より待合室の予算を確保しました。来院中の患者さんが一番長く過ごすのは、診察室より待合室だから、そこの居心地をよくすることが最優先と思ったからです。

差別化を図るため設備・内装にこだわり

都心部に開業したので競合も多く、よくあるスタイルだと、差別化できないと考え、自分のイメージに合わせて設備・内装にはこだわりました。内装には、最も費用がかかると思っていたので、まずこれを決め、その後に決めた電子カルテやエコーなどの医療機器については、予算を削ることもありました。

開業スタイルや目指す医療で予算を検討する

次のような開業スタイルによって土地・建物の費用は変わってくる。

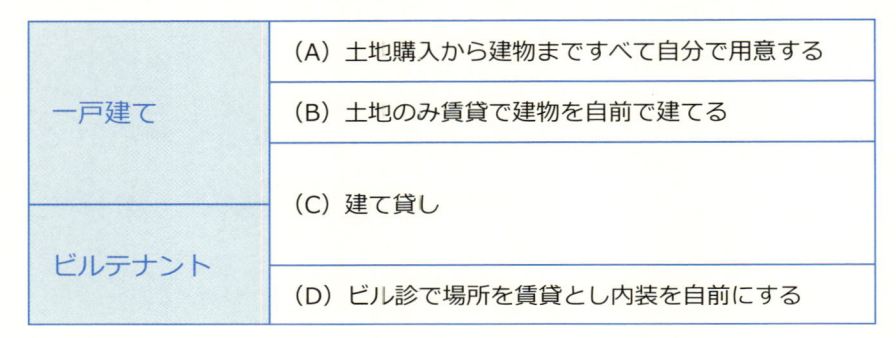

一戸建て	（A）土地購入から建物まですべて自分で用意する
	（B）土地のみ賃貸で建物を自前で建てる
ビルテナント	（C）建て貸し
	（D）ビル診で場所を賃貸とし内装を自前にする

　このうち、最も資金がかかるのが、（A）土地購入から建物まですべて自分で用意する場合であり、その次に（B）土地のみ賃貸で建物を自前で建てる、（D）ビル診で場所を賃貸とし内装を自前にする、そして最も初期の資金がかからないのが（C）建て貸し（土地（ビル）と建物（内装）をすべてオーナーに出資してもらい、すべて賃貸にすること）の順となる。

　（A）の利点は自分の好みやスタイルにクリニックをつくれることと土地建物が自己資産になることである反面、費用がかかり融資額も大きくなる。（C）の利点は初期費用が抑えられる反面、出資部分はオーナーの意向を汲まないといけないことや賃貸料を支払い続けないといけないことである。（B）と（D）は、その間に位置する。資金や融資額と、目指したい医療との兼ね合いで決める必要がある。

機器と什器は過剰投資にならないように注意する

　冒頭の②の機器は、自分の診療スタイルを反映する部分といえる。特に臓器専門医であれば、まず自分の専門領域の設備を優先して、予算を確保する傾向があるだろう。一般的に機器にかける資金は 1,500 万

〜 2,000 万円程度だが、高額機器を導入するほど予算は増し、耳鼻科で2,500 万〜 3,000 万円、消化器科であれば 3,000 万〜 3,500 万円、整形外科では 3,000 万〜 3,500 万円、また CT や MRI まで用意しようとすると、それぞれ 3,000 万円、5,000 万〜 7,000 万円ほどかかるといわれる。経営を圧迫しないよう過剰投資にならないように注意しながら医療機器と什器の予算配分を考える。

筆者らのような家庭医であれば、機器をたくさんそろえる必要がないため、院長の考えで配分が変わってくる。

あとから買い足せないものは予算確保する

医療機器については、家庭医の場合でもどのような機器を準備するかにより行う診療の幅が決まってくる。ニーズに合わせて買い足せるものと、レントゲンなど最初に考慮しないとスペースや壁の放射線遮蔽対策などクリニックの間取りやコストを根本的に変更しなければ買い足せないものを分けて予算配分する。

最初にそろえておくもので自分がやりたい医療を体現できるか、それによって初期の患者さんによい医療を提供でき、患者さんが満足してくれるか、訴求性があるか、ひいては集患につながるか、などを考慮するとよい。

 開業当初の機器はレントゲンくらい

私の場合は、開業当初の医療機器は血液検査機器も置かず（場所だけは確保しておいた）、おもにレントゲンくらいでした。その分、診察室の机やキャビネットなどにお金をかけることができました。

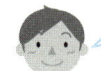 患者さんの待ちスペースに一番予算をかけました

私は、あまり検査器具を入れませんでした。その点は、開業スペー

スや能力など環境の条件でもいろいろ変わると思います。患者さんの待ちスペースは広いにこしたことはありません。私の場合は一軒家を借りましたが、1階スペースを拡張する工事に予算を一番かけました。

III
開業地を
探す

 9 開業地の候補の情報を どうやって 入手したらよいですか？

開業の成功要因は土地の選定にある

土地の選択は重要である。開業指南書のなかには「開業において、（成功の要因は）土地選びが8～9割」というアドバイスもある（10割（＝ほぼすべて）と言うコンサルタントもいたほどである）。それだけに、開業地の選定は妥協することなく慎重に行いたい。

アンテナを張りめぐらせる

開業地候補の情報は、不動産会社やコンサルタントからの入手が定石だろう。もちろんインターネットで検索することも必要である。とにかくアンテナを張り巡らせることだと思う。

そうすると外出時にもいろんな物件が目に入り、開業地としてどうだろうかと考えるようになる。訪問診療で患者さん宅を移動するときでも、運転しながら目に入った土地を、自分のやりたいことができそうな地域かどうかなど、ついつい頭のなかで考えるクセがついてしまう。

ただしよい物件というのは、不動産会社の立て看板や告知が出る前に、すでにたいてい成約していることが多く、本気で候補地を探すなら不動産会社には、早めに相談するのがよい。

親戚・知人などのツテを頼るのもよい

開業に適した地を探しているときに、自分でピンとくる"よい物件"に遭遇することもある。まさにタイミングといえるだろう。

自分ひとりで探すだけでなく、親戚縁者・友人・知人の縁やツテに頼るのも方法の一つといえる。

　アンテナを親戚や知人にまで張りめぐらせておくことで、借り手を探している人と出会うチャンスがあるかもしれない。

不思議な縁で場所を借りることに

　私が希望していた地域は、なかなか売りが出ない地域でしたので、よい情報は出て来なかったのです。でも、震災のボランティア活動していたときに一緒にいたスタッフとこの地で偶然にも再会。その後、その方のお父さんが医院をしておられた場所を借りられることになりました。不思議な縁ですね。

10 市場調査以外で開業地の検討材料はありますか？

自分がやりたい診療スタイルができる地域かどうか

開業地は、"自分がやりたい医療に合致している地域" ともいえる。

候補地で自分がやりたいと思う "診療スタイル" ができるか、自分が診ようとする "患者さん層" がそこにあるか、ということは忘れてはならない重要な要素である。

開業を決意してから、希望するおおよそのエリアを決めて候補地を検討するにあたって、診療圏などマーケティング調査ももちろん必要であるが、その前に、まず自分がやりたい医療が何であるかを明確にしておいたほうがよい。

 EBMを重視したいのに代替療法のクリニックの隣では……

家庭医の診療をしたいと思っているところに隣接して小児科クリニックがあれば、子どもさんは来ないだろうし、EBM を重視した診療をしたいのに、代替療法をバリバリやってる自費診療のクリニックの隣はいやですよね。

 たまたま工事中のマンションの 1 階が気になって

まったくの白紙状態で物件を探していました。そのとき、考えていたのは、新しいマンションの多いところ。新しいマンションには若い世代が多いので、子どももいるし、田舎から親を呼び寄せることで高齢者もいるだろうということでした。そこで、マンションから駅への通り道ぞいに物件を探しました。コンサルタン

トさんがその条件に合うところを見つけてきて、見学に行ったのですが、残念ながらバリアが多い構造で断念しました。ところが、見学の帰り道に、偶然、建築中のマンションを見つけ、その1階の用途が気になって、その場で建築主に電話したことから話が決まりました。

自分が住民として地に足をつけてやっていける地域かどうか

現在の土地から遠く離れたところに開業する場合、家族も引っ越すことになるので家族がその土地になじんでいけるのかも考えておきたい。最終的には「自分がそこの住民の一人として、地に足をつけてしっかりやっていけるか」がポイントになる。

11 開業したいエリアを どうやって絞り込むと よいでしょうか？

譲れないこと優先したいことを条件に立ててみる

　漠然とした開業地候補探しから、より開業地のイメージを具体化させるために、条件を立てていくとよい。

　自分がやりたい診療スタイルを考えると、どうしても譲れない条件、優先的に考えたい条件というものが出てくる。その条件の立て方と手順のサンプルとして、筆者の一人の事例を紹介したい。

筆者らのケース：前職場の近くで探す場合

 前職場の近くで役割を引き継いでいくために－その1

　　私は、独立しても前勤務地と同じ地域で同じ役割を担っていくつもりだったので、同地に開業しないと意味がないと考えました。前職場との関係で患者さんを連れていくことは考えていなかったものの、すでに相互の関係や信頼ができている病院連携室・訪問看護・居宅介護事業所・包括支援センターなど他事業所との関係性はそのまま活かしていきたいと考えていました。このような関係こそ患者さんの獲得という意味でも重要になると考えたからです。また学校医や集団乳児健診など医師会の仕事や、行政とも連携する仕事など、クリニック外の仕事もそのまま継続したかったこともありました。

　　以上から、

・まず医師会やその他の関係が維持できる同じ市内であること

・前職場を配慮してあまり近くないこと
・ただ、もし「ついて行きたい」と考える患者さんがいたら頑張れ
　ば通院できる距離であること
・強く連携していた近場の事業所との関係も維持すること
などの条件を考え、
「前職場と一次診療圏（徒歩10分、半径500m程度）はかぶらないが、
二次診療圏（徒歩20分程度またはバスや車で通院可）くらいには
ある」
と具体的な場所のイメージを考えることができました。

12 候補地を最終的にどうやって決定したらよいですか？

　具体的に開業地を考える際、コンサルタントと相談しながら場所を絞り込んでいくことになると思う。その場合、おおよその地域から場所を決めるプロセスについて紹介したい。

地図で既存の診療所が少ないエリアを考える

　まず候補と考える地域にある既存の診療所、特に競合する診療科（例えば内科・小児科）を地図上でプロットする。これで競合がすくないエリアを考える。競合の患者数や事情（院長の年齢や後継者の有無など）については、コンサルタントに聞けば、ある程度の情報を調べてもらえることもある。例えば院長が高齢で後継者がいなければ、将来的に患者さんが流れてくる可能性がある、ことなど。

住民数など基本情報から患者の数や世代を調べる

　候補地域の住民数を調べる。その数は予想される患者数の基本情報となる。さらに年齢構成も参考になる。例えば新興開発地が近くにあれば若い世代も多く、住民数の増加や小児患者の期待もできる一方、古くからの地域は高齢世帯も多く内科外来や訪問患者数が多くなる、しかし逆に人口が減少すると予想できる。

実際に歩いて雰囲気を肌で感じてみる

　ある程度の地区がいくつか絞れた段階で、実際に現地を徒歩でまわっ

てみる。自動車ではわからないものが、時間をかけて歩くとわかることもある。通りが一本違うだけで、雰囲気もまったく異なる。

　こうして、一次医療圏となる候補地をいくつか絞った時点で、コンサルタントを通じて具体的な土地探しを始める。コンサルタント以外の人脈も使って、集められる具体的な候補地を別にセレクトするのも方法のひとつ。

筆者らのケース：決め手は隣接のコンビニの駐車台数

 前職場の近くで役割を引き継いでいくために－その2

◎郊外の土地で物件を探す

　私の場合、候補地は郊外と考えていたので、駅前の賃貸物件でなく、できれば土地・建物からの購入または建て貸し（土地オーナーが建てて貸す）方向で検討しました。オーナーが売り出し・貸し出しをしている土地だけを探すと候補が少なくなるので、ディベロッパー（開発業者）を通じて、その気がないオーナーを説得して売ってもらう・貸してもらう、ということを持ちかけることも視野に入れました。

◎条件に適う土地は農地だった

　最終的に決めたのは、すでに使われなくなっていた牛舎が建っている土地でした。そこは「農地（酪農含む）」だったので、法律上勝手に売買したり農地目的以外で使ってはいけないということがわかりました。そのため土地を買うためには「農地転用」という行政手続きが必要で、時間もかかるとのことでした。また農地の場合は、農協が関係することになり、農協関係に強い地元の建設業者がディベロッパーとなるとのことで、その業者を通じて所有者や農協との交渉することになるので、建設もその業者に依頼せざるをえない、という話でした。コンサルは、手続きに時間が

かかることや業者の選択肢がなくなることにかなり否定的でしたが、筆者は、その土地をとても気に入ってどうしても手に入れたかったので「いくら待ってもよいので、その土地で」と決断しました。

◎決め手は隣接するコンビニの駐車場がいつも満車だったこと

その土地に決めた理由の一つは、地図上は目立たないものの、実際は東西と南北に移動する要所になっている交差点の近くであり、交通量が多いことを知っていたからです。集患が見込めるだけでなく、患者さんも通院しやすいこと、またどの方面へも訪問診療に出やすい、というメリットもあると予想できました。また周囲が農地なのでクリニックの建物も目立ち、それ自体が大きな看板になると考えました。

そして決め手としたのは、隣のコンビニの駐車場が、いつも車がいっぱいだったことでした（後日、そのコンビニが地域で売上トップであることがわかりました）。

◎土地の選択で決まる

農地転用に相当時間がかかると聞いたが、この先何十年の勝負をかけることを考えれば、多少待つことに躊躇はありませんでした。

あとから考えると、農地転用した予想外のメリットとして、今後、周囲が農地である限り、近くに同じ診療科（内科・小児科）の農地転用の申請は許可されない＝競合は生じない、ということがわかりました。

13 前職場の近くで開業すると どんなメリットがありますか?

人脈もあり前職場の協力を得やすい

　前職場が病院である場合には、その病院の近くでの開業はよくあるパターンだ。

　メリットとして、すでにその土地になじみもあり、人脈もあること、また患者さんを病院に依頼しやすいことがある。さらにその病院の外来も担当できれば、自分宛に患者さんを紹介することができる。また病院でしかできない検査・治療なども可能になるし、入院にも対応してもらえる。

　最近では、開業する場合に「患者さんを引き連れていく」ことに比較的寛容である職場も多く、外来で患者さんに対し「開業するからよろしく」と公に案内状を渡すことも珍しくないと聞く（もちろん病院の方針によるが）。ただ、前職場が診療所の場合は逆に競合となるので、前職場近くで開業する場合にはかなり慎重にならないといけない。

在宅医療のネットワークを引き継げる

　在宅診療を重視する開業の立場では、前職場の近隣というのはメリットがある。前職場で築いてきたケアマネジャーや訪問看護師など、すでにつくられているよいネットワークを開業後もそのままに展開しやすいからである。

　また前職場で医師二人で担当していた在宅患者が医師一人のみ残されると訪問をこなすことができずに負担が大きくなり、「患者さんを連れて行ってください」と言われることも少なくない。患者さんがその

まま継続することを望むケースも多い。

 患者さんが継続を望むことも多い

　ケアマネジャーや訪問看護師など、今後開業して進めていくにあたってすでにつくられているよいネットワークをそのままに展開できますね。また訪問診療は移動などに時間もかかり、前職場からも連れて行ってくださいと言われることは多いと思います。患者さんがそのまま継続することを望まれるケースも結構多く、おそらくはこちらから伺うという「医療へのアクセス」という点や訪問診療という外回りも密接な関係があり、外来よりも継続のハードルが患者側としても低いと思います。

ただし患者さんはついてきてくれるとは限らない

　ただ、注意したいのは、病院を辞めて開業するとき患者さんも絶対についてきてくれるという勘違いである。特に大病院の場合、医師個人目当てではなくその病院だから診てほしいと病院目当てで通院している患者さんもいる。そのような場合、前勤務地の患者を引き連れて行こうとするなら、よほどの自信と計画性が必要となってくるだろう。見極めが肝心になる。

病院患者さんだけでなく新規患者さんの獲得も必要

　また、新規開業時に病院の患者さんを引き連れて行ってもその患者さんだけでずっと経営していくわけでないので、どのように新規患者さんを獲得するのか、いうまでもないことだが、後述する事業計画やPRなどで、その戦略をしっかり立てておく。

14 見知らぬ土地で開業すると大変じゃないでしょうか？

心機一転で落下傘開業という選択肢もある

前職場とはまったく関係ない土地での開業の場合、例えば、出身地に戻る、親の診療所を継ぐなど、かつて何らかのなじみがあった土地での開業もあれば、前述したように、なじみはない土地ではあるが知人の紹介の土地での開業などがあるだろう。あるいは、それまでの経験から離れて、新規一転で新しい地で開業しようというケースも少なくない。

特にまったく縁もゆかりもない土地での開業、いわゆる落下傘開業という選択肢もある。

人間関係・人脈はゼロからつくり上げることになる

いずれの場合でも、新たな人間関係・人脈づくりは自らがゼロからつくりあげていかなければならない。たとえ親が開業している診療所を継ぐとしても、仕事上の人間関係は実質ほぼゼロからつくっていく、ということになる。このような場合、開業してしばらくの間は思っている以上に患者さんが来ない。これはある程度、覚悟をしておいたほうがよい。

人口が多く、マーケットとしては患者さんの需要が多い地を選んでも、その分、競合も多いので、他と同じスタイルであれば目立たず、埋もれてしまう。内覧会など積極的に働きかけないと、ご近所に認知してもらう機会をみすみす逃すことになる。

見知らぬ土地でも誠実・堅実にやっていれば大丈夫

　このような場合、コンサルタントもある程度、当初の収益を少なく見積ってプランを立てる。損益分岐点を低めに設定して、例えばスタッフを少なめに採用するとか医療機器を一気にそろえず少しずつ増やしていくようなコストのかけ方を考え、開業当初の状況を乗り越える算段をする。

　一見不利に思える落下傘開業をあえて実行しようとするのは、新しいことに取り組みたいという院長の思いがあるからだと思う。筆者の一人は、前職で高齢者の多い地域で診療を重ねてきたが、高齢者だけでなく家族全員を診る家庭医療をどうしても実践したくて、まったく見知らぬ土地だが条件に合うところを選び、開業した。

　筆者らの経験では、たとえ見知らぬ土地で開業しても、誠実・堅実にやっていれば大丈夫だという印象がある。

都市部でいろいろな層の患者さんを診る家庭医を実践したかった

　　完全に落下傘開業です。今の場所に決めたのは多診化を目指すときに医師の移動が楽な都会を選びました。それまで高齢者の多い郊外地域で診療していましたが、自分のなかで都市部でいろいろな患者層を診る家庭医を実践してみたいという思いがありました。とはいえ、人口が多いからいけるだろうと思っていましたが、開業後、こんなに患者さんが来ないとは思いませんでした（笑）。初めは後悔しましたが、今から思えば、開業後にいきなり業務に追われるのではなく、じっくり考える時間があったことがよかったと思えるようになりました。不安はつきものですが、やろうと思えば、やりたいようにできると思っています。意外にうまくいくものです。

IV
コンサルタント
を依頼する

15 コンサルタントに頼らないと開業できないですか？

コンサルタントなしで開業するのは現実的ではない

開業の第一歩は、「コンサルタント選びから」といえる。

コンサルタントによって、開業までに何を準備すべきかを把握できるし、その準備に必要な不動産、金融、税務、建築・設計、労務、広告など各業者の人とつないでくれる。随所で医師が気づかないこともアドバイスもしてくれる。

逆にいえば、コンサルタントに頼らず自分で開業までの手順を理解し、各業者から信頼できる人を探していくのは大変だと思う。結局、時間と労力ばかりかかるだけでリスクが上がる。コンサルタントなしの開業は現実的とは思えない。

具体的な開業準備は、コンサルタントが決まってからスタートといえる。

ただし、これは、もちろんよいコンサルタントに出会うという前提のうえでの話である。コンサルタントからよい業者を紹介してもらうにも、よいコンサルタントに出会わなければならない。

 『コンサル選びはホント大切だと思います』

信頼できないコンサルを選ぶと、さらにその先コンサルに紹介される業者も、開業を"食い物にする"業者とつながるリスクが高まるので、第一歩のコンサル選びはホント大切だと思います。

16 開業コンサルタントを どうやって探せばよいですか？

 ## 医療関連業者系と専門職系とがある

　開業コンサルタントは、大きく「医療関連業者系」と「専門職系」に分かれる。「医療関連業者系」は、医薬品卸会社、医薬品メーカー、医療機器メーカー、チェーン薬局に所属している。「専門職系」は、多くは会計事務所系列の事務所に所属しているが、なかには、個人事務所の人もいる。

　それぞれに特徴があり、メリット、デメリットがある。

	メリット	デメリット
業者系	低額	関係業者と取引しなければならない場合がある 質にバラツキがある
専門職系	体系立てたトレーニングを受けている 業者と系列関係がなく、どの業者からも仕入れられる	高額

◎ 医療関連業者系コンサルタント

　「医療関連業者系」コンサルタントのメリットは、低額であること。反面、デメリットとして、質にバラツキがあったり、開業当初の取引先がそのコンサルタントが所属する事業所に関連する業者に限られてしまったりする。

　医薬品卸業者のコンサルタントは、地域の情報に詳しく、診療圏調査も詳細である。開業医や薬局ともすでに付き合いがあるので、その地域の情報を豊富に持っている。反面、ライバルとなる開業医との調

整に動こうとすることもある。

メーカー系のコンサルタントは、地域の詳細な情報は、医薬品卸業者ほど詳細ではないが、開業のためのノウハウは豊富なようだ。薬局系のコンサルタントは、ビルやビレッジ型の医療モールなどをとりまとめることもある。

業者系のコンサルタントは、いずれもあちこちの開業支援に忙しく、残念ながら開業後は疎遠になりがちである。

◎ 専門職系コンサルタント

専門職系コンサルタントには、日本医業総研、MMPG 系列、TKC全国会系などがあり、おもに会計事務所を中心としたコンサルタント事務所が、日本医業経営コンサルタント協会として開業支援も行っている。特徴としては、有料（高額）である反面、体系立てたトレーニングを受けているコンサルタントが多いため、担当者ごとのばらつきは少ないようだ。また、コンサルタントが紹介する業者には利害関係がないので、値切りや仕入れを遠慮なく行えるし、開業後も義理による付き合いがないため、トータルコストが安く抑えられる。一方で黒字化までフォローするという契約も含まれている場合もあり、安心感はある。

会計事務所が行っている場合は、会計顧問料をとられるが、顧問料の相場はあるためそれほど高額にならない。むしろ、開業後も継続してコンサルタントに入ってもらえるというメリットはある。

実は業者系であっても専門職系と連携し、通常は自社で対応し、むずかしい事例になると専門職に相談するという場合もある。

専門職系コンサルタントのなかにはまったくの個人事務所所属の人もおり、個人のネットワークや経験を活かした強みを売りにしている。しかし、よい出会いは難しい。コンサルティングファームとして集団で会社、事務所をを持っているところは今までの実績、口コミなど確認しやすい。一方で個人事務所系では情報が少なく、よい人を見極め

るのが難しい。まずは提示された費用が「適正価格」であることが判断の目安になるかもしれない。

🍀 自分にとって"よい"人を選ぶ意識を持つ

コンサルタントを探す方法としては、
①先輩医師や知人からの紹介・ツテを頼る
②経営コンサルタント会社が主催する開業セミナーに参加する
③インターネットで調べる
などがある。

①の先輩や知人からの紹介であれば、人柄が保証されているので安心感はあるが、能力や依頼者との相性は人による。

②の開業セミナーの講師の話を聞いて共感できればコンサルタントとして依頼できるが、セミナー主催者によって、内容や方針はまちまちである。実際に参加して聞いてみないとわからないが、参加費は高額であることも多い。

③インターネットでの情報は、玉石混交であり、無数の情報からこちらの希望と一致するコンサルタントを見つけるのはむずかしい。

筆者らでは、「①ツテによる紹介」と「②セミナーに参加して情報を得た」ケースであり、「③インターネットで調べて探し出した」ケースはなかった。

コンサルタントの所属組織による特徴や信頼性は、上述したとおりであるが、コンサルタント個人の資質や特性によっても大きく違う。そのため、どのコンサルタントに頼めばよいのか、その選択にはかなり悩むが、結局はこちらとの"相性"で決まるともいえる。ある院長にとっては「よいコンサルタント」であっても、自分にとって"よい"とは限らない。コンサルタント選びの最後は「人を選ぶ」という強い意識につきる。

メーカー系のコンサルさんに依頼

　当初、卸さんのコンサルさんに話を聞きましたが、卸さんはすでに他の開業医とコネクションがありますので、物件探しに関しては、自分のところと取引をしている開業医と競合になるような場所の情報は教えてくれません。自分が開業したいと思っている場所を言うと、「あっ、その場所は○○先生の地域なんで、できれば避けていただければ……」と言われたので、そのコンサルタントとはそれっきりです。ただ、それまで出してもらった地域の情報は、「あの医院は処方箋が○枚だから、来院数は○人」など、かなり具体的なものでした。今は、その卸業者とは取引はしています。だから、私のところの処方箋枚数などの情報が漏れてるかもしれませんね。しかし新規参入者へは当地のエリアは避けるようにと逆に守ってもらえているかもしれません。

　結局、メーカーのコンサルさんにお願いしました。

コンサルタント会社主催のセミナーに参加して依頼

　最初、建築会社主催の開業セミナーに行きましたが、参加企業と癒着（？）してるような感じで、各企業の宣伝がメインのような気がしてこちらが聞きたい内容ではなく、あまりよい印象はありませんでした。その後、税理士集団のコンサルタント会社が、開業までのセミナーを開いたので、参加したところ、意外によい印象を持ちました。自分が苦手なお金の話も聞けたし、有料ということでしたが、黒字になるまでサポートすると言ってたので責任を持って対応してくれそうで、さらにお金を支払う分、自分も注文をつけられる、など自分が求めていたものと合致したので、そこに決めました。

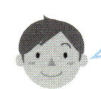

『ツテを頼りましたが、どこで信用したらよいか悩みました』

　コンサル選びは開業の第一歩なので、自分も悩みましたね。コンサル選びもその後の業者もスタッフ選びも極力意識したのは「ツテ」ですね。ツテは人柄が一定以上保障されている、ということがいいですね。能力はさほど保障されないことや、合わないときに断りづらい、というデメリットもありますけれど。でも、ツテでも失敗することがある話を聞いていたので、どこで信用したらよいか、ほんと悩みました。

17 最終的に自分に合った コンサルタントを決める 判断材料はありますか？

自分の考えと合致しているかどうか

　コンサルタントに限らず、工事やデザインなど、それまでの付き合いのない業者との接点は、知人からの紹介（ツテ）が安心できるように思う。紹介された業者であれば、人柄は一定以上保証されるともいえる。しかし、"いい人"だからといって、自分に合う人とは限らず、"相性"というものもある。どんなに人柄がよくてもコンサルタントの資質は別物である。したがって、まずはお願いしようと考えるコンサルタントの考えと自分の考えが合致しているかどうかを見極める必要がある。

自分の考えをきちんとヒアリングしてくれるかどうか

　どのコンサルタントであれ、細かい違いはあってもノウハウとしてはほぼ似たようなものを持っている。ただこれは、あくまで大枠であり、こちらの希望や条件を確認しない限り話は進まない。

　例えば、開業までの基本スケジュールも、ビル診療で賃貸で開業する場合と、土地建物から購入して開業する場合とでは要する時間も大きく違ってくる。注文建築で家を建てるのに似ているかもしれない。建築業者やハウスメーカーはさまざまな経験やノウハウは持っているものの、個々の顧客ごとの希望や条件を聞かないと、一般的で無難な提案しかしない。注文者の希望や条件を確認してはじめて建築が具体化する。

　しっかりしたコンサルタントであれば、一番最初の理念、ビジョン、

医療方針の決定などからきちんとヒアリングをしてくれ言語化・具体化することをサポートしてくれる。

自分の用意したものだけ売り込んでこないか

　一方、依頼人の希望を聞こうとしなかったり、選択肢を多く与えずになるべく自分の用意したものを買わせようとしたりするコンサルタントもいる。なかにはバックマージンをもらっているなどの悪徳業者もいるので、見極めが必要である。

　どういうわけか開業の噂を聞きつけて、いろいろな業者が訪れ、対応に困ることもある。

『自社にメリットのないアドバイスをくれた人に頼みました』

　たまたまなんですが、医療機器の選定で、見積りがとても安いところがあって、そこに決めようと思ったら、翌日にその会社が倒産したんです。それで途方に暮れていたところ、ある別の医療機器メーカーのコンサルタントが自社の血球測定器のデモでやってきました。その際に、「先生の事業計画、よろしければ拝見できませんか？」と言われたのがきっかけで、こちらも「家庭医のコンセプトでどんな医療機器を入れたらいいですか？」と聞いたところ、医療機器メーカーなのに、後日、なぜか自社にとってメリットのないアドバイスを持って来ました。それで、そのコンサルさんに少し興味をもって、そのままお願いすることになりました。

複数のコンサルタントに会ってみる

　対応策の一つとしては、まず複数のコンサルタントに会ってみることを勧めたい。“あい見積り”して、長短を比較しながらより適切なコ

ンサルタントを選ぶのもよい方法。

　また、可能なら複数の目で見るのがよい。特に配偶者に見てもらうと、異性の異なる視点で見積りをチェックしてもらえるというメリットもある。

 「絶対に大丈夫！」と安請け合いする人は怪しい……

　とにかく開業の噂を聞きつけて、いろいろな業者がやってきました。しかし、どの方が信頼できるのかを見分けるのに苦労しました。まず「絶対に大丈夫です！」と安請け合いする人はたいてい怪しいと思います（笑）。

18 ## コンサルタントにどこまで頼るとよいでしょうか？

すべてお任せでなく意見を聞いてもらう

コンサルタントとは、信頼関係があって当然だが、すべてお任せにするのではなく、こちらもいろいろと意見を言える関係として付き合うのがよい。先述したように、こちらの意向をヒヤリングして、それを具体的に示してくれる関係がよい。

プロだからと過度の期待はせず自分なりに学習しておく

ただ、コンサルタントも絶対の中立ではなく、どうしても特定の企業を勧めることがある。業者系コンサルタントであれば、自社系列を勧めるのは当然かもしれない。また、こちらを開業マネジメントの素人として対応されることもある。だからといって、過度の期待は禁物で、すべてプロにお任せではなく、自分でもある程度学習し意見を言えるようにしておく。

 『自分がコンサルに何を求めているのかを考えました』

最初に紹介されたコンサルとは、うまくいきませんでしたが、その後、原点に戻って具体的に自分が何をコンサルに求めているのかを考えました。結局、選んだのは一つは開業までの具体的な流れを教えてもらい自分も学びつつ、かつ自分ができないところをしっかりやってくれるところ、一つは自分が最も苦手であろう分野の専門であること、そして、自分の意見を遠慮なく言えてそ

れに対してもプロとして責任持ってコメントし考えてくれるところでした。

自分に合わないと感じたらきっぱり断る

　もし、最初にコンサルタントに会ってみて、どうしても自分に合わないと感じたら、断るとよい。開業するということは、医師にとって"一世一代"の大事業であり、初っ端となるコンサルタント選びでつまずくわけにはいかない。たとえ知人や友人の紹介であっても、失礼のないようにしつつ、しかし、きっぱりと断る。

 フィーリングが合わなければ無理して付き合う必要はない

　僕は紹介でした。誰に紹介していただくかということも大事ですね。紹介された先方のコンサルタントも紹介者に対して失礼なことはできませんし、ある程度の緊張関係をお互い持つことができたのではと思います。ただ、合う合わないは必ずあると思いますので、フィーリングが合わないようであれば紹介だからと無理して付き合う必要はないかとも思います。

V

事業計画を
立てる

19 実現性のある事業計画を どうやって立てたらよいですか？

まずは「自分が何をしたいのか」自問してみる

まずは、「自分は何をしたいのか」という自分への問いかけをしてみる。そこから開業に向けての事業計画が始まる。

「I. 開業を決意する！」でも述べたように、開業を決意したら、まずどんなクリニックをつくりたいか、アトランダムに書き連ねてみる。それをだんだん整理して、A4用紙一枚程度にまとめる。それが、クリニックのミッションやビジョンにつながる。

ここで「自分が何をしたいか」ということを明確にしておくことはとても重要なことで、さもないと、開業して成功することの意味が何であるのかがわからなくなってしまう。そうして何をしたいかまとめたものを柱にすることで、ミッションやビジョン、また見込まれる患者数や収益など事業計画に必要な具体的な数字も見えてくる。

『事業計画は路頭に迷わないためにも必要と思います』

事業計画はお金を借りるときにまず必要。あとは何を目指しているのか明らかにして自分とクリニックが路頭に迷わないためにも必要と思います（今、改めて事業計画を書き直しています）。

先輩開業医を見学して理念とビジョンを考えてみる

事業計画の芯となるのは、「理念」と「ビジョン」である。といっても、考えてもいきなり思い浮かぶわけでもない。

コンサルタントによっては、理念・ビジョン・コンセプトをまとめるために、ワークシートを用意していて、それに記入していくことで、簡単に作成できるものもあるが、いろいろなクリニックに見学に行き、現場の様子を実際に目で確かめ、先輩開業医の話を聞き、そのうえで、自分なりの考えでまとめるのがよい。

実際の現場を見ないで自分の頭の中だけで考えると、どうしても想像だけになってしまう。特に病院勤務だけの経験からいきなり開業するのであれば、先輩開業医のクリニックをいろいろ見学するのは必須といってもよい。筆者らも見学に行った先で、先輩開業医が、口をそろえて「ビジョンが大切である」と言われるのを聞いている。

『1～2日まるまる理念づくりに専念しました』

開業しているいろいろな先輩医師に聞いても、ビジョンは大切ということを言われていたので、ある程度準備が整ってきたところで、まとまった時間があるとき1～2日まるまる理念づくりに専念してまとめました。

開業後に迷ったときもビジョン / 理念が拠り所となる

開業すると、院長として決断を求められる場面が増えてくる。慣れるにつれて、スタッフからもいろいろな意見が出てくるため、院長としては迷うことも多い。そんなときに、拠り所となるのがビジョンや理念である。複雑なものは要らない。覚えやすいよう簡単なものでよい。

ビジョンや理念は大切なもので、スタッフがそろって研修を行う際などにぜひとも伝えておきたい。

理念に反することに気づいたこと

　当院の小児の予防接種。以前は電話予約だったのですが、話し中でつながりにくかったこともあり、また電話に出るスタッフが時間をとられるので、ネット予約にしました。それが、いつのまにかネットで予約するのが当たり前になって、電話予約を受付けないことになってしまっていました。そのことをミーティングで話し合ううちに、当院の理念に反することにはたと気づいたんです。そこで、電話でも受付可ということになりました。理念は初心にかえることを気づかせくれました。

20 自分の理想を事業計画に どう盛り込んだら よいでしょうか？

自分のやりたいことの理念・ミッションは何かを考える

「何がやりたいか」と自問すると、最初はどうしても「方略」や「手段」が思い浮かびがちである。自分がやりたい理想を方略・手段におくと、例えば、「自分は内視鏡をしたいけどできるだろうか」とか、「自分は小児診療をしたいけどできるだろうか」というように、どうしても理想と現実のすり合わせが必要になってしまう。

そこをもう一段掘り下げて、「自分のやりたいことの理念・ミッションは何か」と考えて意識化・自覚化してみる。

やりたい理想を理念の"軸"にすれば、理念から現実（方略・手段）に落とし込むので、すり合わせは必要でなかったり、ある方略や手段がとれなくても、理念を現実化する別の方略や手段をとることもできる。これでストレスは減らせる。

他の産業であれば、例えば「売上げ」が成功の一つの指標になったりもするが、医療では、そのような営業的な目的が明確ではない、というより明確にしてはいけないこともあって、"社会的使命"を掲げたり、意識する必要性が高くなる。

『理想を考えるなかでやりたいことが見えてきました』

理想を考えるなかで"ここと決めた場所に根ざした地域医療を実践したい"ということが見えてきました。そこで自然に、市街地よりも郊外のほうが理想に近いと場所が決まったり、当初から小児科や在宅なども行うことを前提とした建物や組織づくりをす

ることができました。また産婦人科診療や、訪問看護ステーションの併設なども検討しましたが、これは地域と連携して行いたいのであえてやらないなど、"やらない"という選択も明確になった気がします。

21 開業に向けて 自院の "売り" をどうやって 見つけたらよいでしょうか？

まず患者さんが開業医に何を求めているかを考える

事業計画を立てるときに、誰しも自院の強みをもってそれを "売り" にしていきたいと思うはずだ。

自分の強み・弱みがわからないなら、古典的なフレームワークだが、SWOT 分析（次図）を用いて客観的に見てみたらどうだろう。

	プラス要因	マイナス要因
	Strengths（強み）	**Weakneses（弱み）**
内部環境	・〇〇専門医としてのスキル経験や専門医を持っている ・在宅医療の経験がある ・人あたりのよい性格（と評されることが多い） ・開業資金を準備している	・小児診療の経験が乏しい ・診療所の経験が乏しい ・押しの弱い性格
	Opportunities（機会）	**Threats（脅威）**
外部環境	・政策として在宅医療が強く推進されている ・医療機関は融資を受けやすい ・ネットによりよい噂は広まりやすい	・診療場所によっては競合がある ・ネットにより悪い噂も広まりやすい

病院医療をずっと続けてきた医師なら、自分の専門スキルを「強み」ととらえることもあるだろう。ただ、このような分析を行うときに大切なのは、「患者さんが何を求めているか」ということである。自分が

強みと考えることもニーズに合っていないと、逆に弱みや脅威になることもあり得る。まず患者さんが開業医に何を求めているか、を考えることだ。

自分の方向性に近い先輩開業医を見学する

　開業を決意したものの、自分が何をしたいのか、自分の"売り"が何なのかを明確にイメージできないときは、まず自分の方向性に近いと感じる知り合いの開業医のところに見学に行くところから始める。

　家庭医を打ち出して開業をしたいなら、それを実践しているクリニック、消化器内科として専門性を"売り"にして開業したいのであれば、同じくそれで開業している先輩のクリニック、それにプラスして、自分が考えるコンセプトに近い領域のクリニックも見学してみよう。

　実際に見学してみると、漠然としか思えなかった自分のビジョンがはっきり見えてくることがある。

「開業は"転職"である」と考えてみる

　自分が培ってきた専門性と自分がやりたい医療の方向性が合致しない場合、専門性をあえて"売り"にしない、という選択肢もある。

　筆者の一人が、懇意にしている開業医から聞いた話がある。実はその開業医は元バリバリの脳外科医であったものの、内科の看板（クリニック名にも内科が入っている）で開業しているという。その開業医の考えは「開業は転職である」という。まさに至言である。専門医から"転職"できない開業医は失敗する。

　もし専門医にこだわり、転職"せず開業するなら、common disease の患者数が多く競合が少ない科か、あるいは対象患者さんが限られるが高度の専門性を活かすために、都市部など患者さんが集まりやすい環境で開業するなど、慎重に戦略を練る必要がある。しかし、たとえ

専門の看板を前面に出すとしても、狭い病気や臓器（糖尿病、白内障、肝臓疾患など）の専門医として経験していた場合は、専門でも間口を広くとることを考える必要がある（内科、眼科、消化器内科など）。

　専門医としてのプロフェッションが脳外科のような場合、自院の"売り"はMRIを導入するなど高度先進医療のクリニックを目指すものになり、受診する患者さんもかなり限られてくるので、マーケット調査を徹底するなど慎重に戦略を考えたほうがよい。

VI
名前を
決める

22 覚えてもらいやすい名前の鉄則はありますか？

　自院にどのような名前をつけるのか。自分の"思い入れ"を反映させたいが、一方で地域の人に受け入れられやすいこと、印象に残ることをすぐに思い浮かべるが、他のクリニックとの違いを打ち出すことも大事な要素である。

自分のこだわりを反映する

　最近、新規に開業するクリニックに「ファミリークリニック」という名称がつけられることが多くなってきたという印象がある。患者さんに親しまれやすいイメージがあるのと患者層を広げたいという経営的な観点から開業支援のコンサルタントも勧めることが増えてきたという。

　しかし、家庭医療を学んできた筆者らは、自院の名称にこの「ファミリークリニック」をつけることには特別なこだわりがある（地元の規制でつけられなかった筆者もいるが）。

　幼児から高齢者までを診療するという家庭医療を学んできた筆者らにとって、"ファミリークリニック"という名前には、はずせない思いが込められている。

 『実は自分の子につけようと思っていた名前なんです』

　　自院の名前は、以前からずっと考えていた、思い入れのある名前です。"患者中心の医療の方法"を勉強していたとき、一つのキーワードがすごく印象に残って、それを名前にしたいと……。実は、自分の子が生まれたときに、つけようと思っていた名前なんです。

残念ながら、自分の子につけようとしたら、すでに近所に同名の
お子さんがいらして断念しました。

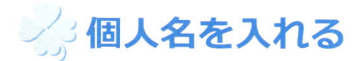 個人名を入れる

個人名を入れるのはもっともオーソドックスな名前のつけ方である
が、特にソロプラクティスの場合は、院長である自分の名前をアピー
ルするのには最適なネーミングといえる。筆者の知人で第三者継承を
したクリニックでは、当初は前院長名が入ったクリニック名のまま診
療していたが、改装に合わせてクリニック名も変更することとした。
理念やイメージを反映した名前も考えていたが、継承前からのスタッ
フと相談し、自分の名前を入れたクリニック名にすることでしっかり
継承したことを地域に示すことができたという。

"自分のクリニック"ということで、意気込みも違ってくるし、モチ
ベーションアップにつながることになる。

私個人的には、自分の名前を入れるのは、皆さんに覚えても
らうというのもありますが、「逃げずに責任をとります」という決
意を表すような感じがして好きなんですけどね。

医師会で、診療所名をつけるためのガイドラインがあり、個
人名をつけることはほぼ必須となっていました。

地名を入れる

地名を入れる場合、広域な市町村名を入れたり、あるいは開業地の
地区名を入れたり、駅名や通りの名前を入れたりする。名前としては
目立たないが、当初から地域に溶け込んだ印象を持つことができる。
ただしすでに使われている可能性も高いので同様の名前がないか調べ

たり、広域な地域名を入れる場合には地域代表的な印象をもたれる可能性もあるので、医師会にも相談しておく。個人名と地名を組み合わせるのも一つの手である。

地名のほうが地域を見るイメージが湧きやすいと教科書に

　個人の名前よりも地名のほうが地域を見るイメージが湧きやすいという感じですね。あるファミリークリニックの教科書にそっちの方がよいみたいなことが書いてあった気がします。

理念を入れる

　筆者の一人は、コンサルタントから、クリニックのネーミングに、地域になじむために"思いを込める"とよいとアドバイスを受けた。

『「感謝」を一つの軸にしたいなと思いました』

　自分の思いは何だろう、理念は何だろうと考え、「感謝」を一つの軸にしたいなと思いました。患者さんとそのご家族、地域住民、クリニックのスタッフや地域の医療・介護・福祉で協力し合う人に感謝することから始めようと思いました。その思いを表す言葉が「ありがとう」だと思い、それでクリニック名に入れ、「ありがとうみんなファミリークリニック平塚」と長い名称になりました。より印象的な名前を付けることで覚えてもらえるという経営戦略的な意味もありました。ただ、欲張り過ぎた気もします。まあ、長いのも「ネタ」となって笑い話になるので、よかったと思います。

地域によってはネーミングにもローカルルールがある

効果的なネーミングという鉄則はない。自分の考えを込めることになる。ただし、地域によっては不文律のような微妙な規制があるので注意が必要だ。以下に筆者らの例を挙げる。

『厳しいローカルルールがあります』

当地の医師会はめちゃめちゃ厳しいです。特に医院の名前は、①管理者の名前を入れること、②標榜科名を入れるならば厚労省が広告許可した科に限る、などなど厳しいローカルのガイドラインがあります。だから当地には「ファミリークリニック」は一軒もありません!! 当院もファミリークリニック目指しましたが早々に諦めました。

『当地の医師会はそれほど気にされないですね』

当地の医師会では、当院の名前には皆さんあまり気にしていなかったようです。ただ開院してから自分のところの患者さんが少なくなったようで、会合で「そっちに患者をとられて困っちゃったよ」と直接言われたことがありました。名前はそれほど気にされないですね。

思い浮かんだ名前の良し悪しをどうやって確認したらよいですか？

近しい人に意見を聞いてみる

　いくつか名前の候補が挙がったら、家族や知人など近しい人に相談して意見を聞いてみるとよい。その際には、医療関係者以外の人の意見、特に患者層に近い人の意見（小児科であれば母親の立場の人など）も聞いてみよう。クリニック名は略されて短く呼ばれる場合などもあるので、その想定もしておこう。

　しかし、名前は「こだわり」でもある。あえて他人の意見を聞かず、えいやと決めるというのも手ではある。

妻や他の人から意見をもらって納得

　当初「ありがとうファミリークリニック平塚」を考えていましたが、妻から「誰に感謝しているの？」と言われて「みんな」を入れることにしました。また「みんなありがとう……」も考えていたのですが、他の人にも相談し「言いたいことは最初でしょう！」と意見をもらって納得したので、倒置法の「ありがとうみんな……」に決まりました。

専門とする病名を入れた名称では患者さんが限定される

　近隣で「（個人名）○○病内科クリニック」の名前の開業がありました。何ヵ月かして、そのクリニックから「○○病以外の病気も診ます」という内容を宣伝するポスティングがあったのですが、おそらく専門とする病気名をクリニック名に入れたことで、患者

さんが限定されてしまったのではないかと思われました。特にイメージの強い専門科や病気名を名前に入れる場合には、そうした経営的な側面も考慮に入れる必要があると思います。

数パターンをつくって検討

私は妻とコンサルさんに確認しましたし、漢字、ひらがな、カタカナの混ぜ方なども数パターンつくって検討しました。

妻と子それぞれの視点から意見をもらった

私の場合、妻と子どもに相談しました。妻は、いっしょに働いており、スタッフとしての視点と大人としての視点からの意見をもらいました。子どもたちは、子どもとしての素直な感想を聞くことで、それぞれ開業したあとで、自分以外の人がどう思うのかを参考にしました。ただ、最終的には自分が納得できるかどうかなのですが……。

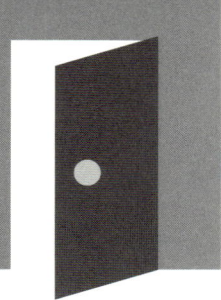

VII
設計・施工業者に依頼する

 設計・施工業者は どこに頼んだらよいですか？

業者を選択できる場合と指定される場合がある

　開業地が決まれば、さっそく設計に向けて設計士と施工業者の選定に入ったほうがよい。どんなクリニックにしたいのかを設計士に伝え、それを設計図に表してもらうまでに、何度も話し合うなど時間がかかるからだ。

　設計士や施工業者を選ぶにあたっては、知人のツテを頼る、コンサルタントに紹介してもらう、複数の業者にあい見積りを依頼して選定する、など方法はいろいろで、自由に選ぶこともできる。一方、開業地が決まると同時に設計・施工業者も決まってしまうケースもある。例えばビルのテナントとして開業する場合、ビルのオーナーから内部の設計・施工業者が指定されたりする。

　筆者らのケースでも、自分で探したり、紹介してもらったり、開業地を決めた段階で指定業者が決まっていたり、それぞれの事情によってまちまちだった。

筆者らのケース：コンサルタントからの紹介の場合

 『他の医院を建築した経験のある建築士さんでした』

　私の医院を手がけた建築士さんは、すでに他の医院を手がけ、結構むずかしいケースも担当した経験があるとコンサルから紹介された方です。たしかに細かいところはよくわかっていそうですが、私の医院の建物は特に「家庭医のコンセプト」に合わせるの

がとてもむずかしい物件だった、と言われました。その後も何回も相談に乗ってくれた結果、最終的にうまく設計してもらうことができました。

筆者らのケース：家主の指定の場合

『不動産屋の家主が自分のところでやるから』と……

　うちは、最初から医療機関向けを予定していた建て貸しでした。家主さんが不動産屋で、自分のところの設計士がいて自分のところでやるからと言われました。そこの建築士さんと打ち合わせをして決めていった感じです。大枠は決まっていて、こちらは部屋割りとかの希望を出して調整してもらう感じでした。

筆者らのケース：農協の指定の場合

『農地転用した関係で農協に強い地元の工務店に……』

　うちは、場所を優先して農地転用した関係で、農協に強い地元の工務店に自動的に決まりました。設計士さんもその工務店を経由した設計士さんに自動的に決まりました。事前にコンサルタントからは「農地転用するなら、選択肢はないですよ」という話を聞いていたのでそれは了解済みでしたし、地元のしっかりしている工務店だったことや、設計士さんも地元の建築士協会の会長さんまでやっていた方なので、"手堅い"とは思いました。値段についてもコンサルからは「地元でずっとやっている工務店なので、吹っかけることもできなければ大幅な値引きなどもできない相場でしょう」と言われていました。

あい見積りで業者を比較して決める

設計・施工業者を紹介からではなく、まったく知らない業者の場合、あい見積りで比較検討することも必要である。

ただし、あい見積りの結果、見積り額が安いほうからといって、すぐに飛びつくのは考え物である。安いのには、安いなりの理由がある。例えば、安いほうの見積りの明細をよく見ると、照明の数が少なかったり、エアコンの数が少なかったりする。予算のなかで、パイを切り分けるのであれば、何を優先すべきかを考えておく。こんな場合でもコンサルタントの意見が重要になってくる。

 『あい見積りで同じ図面でも金額が違って驚きました』

うちはテナントですが、設計士、施工業者は自由に決めました。設計士は3人からプランを確認して選択。施工業者は4者からあい見積りで決定しました。同じ図面でも施工金額はかなり違っていたことに驚きました。結局は人のつながりが大きく、ツテで選んだという結果になりましたが。

知人・友人の設計士に頼む場合は要注意

注意したいのは、設計・工事をしている知人や友人に依頼するときだ。依頼して見積りをもらったところ、自分が予想していた金額より高い場合があり、その後の対応に困ることがある。友だちだから安くしてくれるだろうという安易な考えはやめたほうがよい。むしろ友人・知人に依頼するのであれば、ご祝儀の意味で多少の予算オーバーを覚悟しておくくらいがよい。

25 設計士は医院建築専門の人のほうがよいですか？

医療に詳しい設計士は話が早い

　たしかに医療に詳しく、医療建築を多数手がけた設計士のほうがやりやすいかもしれない。例えばX線診断装置なら床下補強や鉛シールドについて詳しいし、患者さんやスタッフの動線などを予測してもらえる。コンセントの設置場所一つとっても医療機関の特殊性があるので、医療機関の設計を手がけてノウハウをたくさん持っている設計士であれば話が早い。

『カウンターの高さや長さを予測できるような人がいい……』

　設計士さんが医療のことをわかっているほうがいい。

　例えば、コンセントの位置や数や高さ、LANの口数、という視点は、医療の設計をやり慣れた人のほうがいいと思います。また、受付カウンターの高さは、来院が予想される患者さん層によって変える必要があり、お年寄りが多いときは、座って対応できる高さがいいとか、アドバイスしてもらい、なるほどと思いました。

　カウンターの長さにしても、スタッフの人数が受付に対応するのか、電子カルテの画面を受付に何台置く予定なのか、予測できる人がいいと思います。

しかし医療に詳しい設計士との出会いはむずかしい

　ただし、医療に詳しい設計士に出会うのはなかなか難しい。たとえ

医療に不慣れな設計士でもコンサルタントが医療機関の特殊性をよく知っているので、そのアドバイスを上手に活用するとよい。

どのように設計してもらいたいのか話し合いが重要

反面、医療に詳しいがゆえに既成の概念ができあがっていて設計もパターン化しやすく、自分なりの特徴あるクリニックを目指したいとき、逆にそれが障がいとなる場合もある。

また、先述のように、ビルのオーナーから設計士が指定されるケースでは、医療機関の設計の経験がない（少ない）こともある。

しかし、筆者らの経験から、医療機関設計の経験の有無にかかわらず、結局のところ、設計士にどのようなクリニックを設計をしてもらいたいかという話し合い次第だといえる。設計にあたってもコミュニケーションは重要だ。さらに経験豊富なコンサルタントを上手に活用することで、自分の思いを具体的な案に落とし込んでもらい、設計士に伝えることもできる。

『私の考えとの摺り合わせが何回も必要でした』

コンサルタント紹介の医療機関の設計経験があるという建築士さんでしたが、あまり感染隔離や医療の動線について詳しくないことがあり、向こうが出してきたプランと私の考えの摺り合わせが何回も必要でした。家庭医の場合、幅広い層を診るので、むずかしいケースがあることを前提に進めたほうがよいと思います。

『医療施設の設計経験なくてもコミュニケーション次第です』

設計士さんは医療機関をさほど手掛けていない方で、最初の図面は例えば外来裏の動線がないなど、おかしなものを出して来ましたが、その後にミーティングを重ねて十分理解してもらえまし

た。私は、医療施設の設計経験は必ずしも必要なく、その後のコミュニケーション次第だと思います。

　設計というと素人の自分たちは、「間取り＝設計」のようなことを考えてしまいがちですし、クリニックにより適した間取りを提案してくれるのではないか、というような期待を持ちがちですが、実際に間取りについて私の設計士さんは「ご自由にどのようにもできます」というフリーな感じでした。むしろコンサルタントの方から、間取りについての具体的で有用なアドバイスをたくさんもらいました。

　設計士さんの本領が発揮されたのは、うちがゼロから建てたということもあって、建物の構造計算や、消防法などさまざまな規制と合致するような提案、空調や照明や採光や、土地周囲の緑化の規制などの外的要因などに合致させるように工夫して細部を設計する、というところでした。「なるほどこういうのが設計士の仕事なのか」と感じました。

26 自分のこだわりを 設計士にどうやって伝えると よいのでしょうか？

何を優先したいのか院長のポリシーを理解してもらう

どのようなクリニックにしたいか、どのような設備にするかというのは開業する医師の考えによってずいぶん違う。もちろん予算配分の優先度によって異なってくる。例えば、待合室の什器やイスをどの程度のものにするかも違ってくる。

当面の間はホームセンターのようなところの安いイスを活用し、古くなれば次々に交換していけばよいという考えの人もいれば、少し費用はかかるが最初からしっかりとしたものを用意したい人もいる。これらは、何を優先するかという院長のポリシーによるので、いずれが正解というものはない。

 『やりたいことを必死に説明しました』

うちもテナントですが、クリニックのデザインやコンセプトを決めるとき、私は美術的センスがまるでゼロなので、設計士には、自分がやりたいと考えていた家庭医について必死に説明しました。その結果ロゴが決まり、設計コンセプトについては「むしろ子どもも入りやすいような小児科のようなイメージに、北欧デザインのような木をつかったイメージ」という提案になりました。

 『デッドスペースができましたがやさしい感じにこだわりました』

待合室スペースはもともと四角だったのですが、受付カウンターとそれに続く壁を丸くアールにしてもらいました。こうすること

でデッドスペースができるのですが、やさしい感じにこだわりました。また、高齢者と子どもさんの過ごすゾーンを分けるという選択肢もあったのですが、あえて一緒に過ごせるようにしてみました。もちろん、設計士さんには話し合って何度もプランを出してもらって、ようやく決まりましたが、設計士さんとは対話しながら決めていくといいと思います。

自分が使うからこそ「主体は自分」という気持ちが大事

　自分の思い描くクリニックを実現化するためには、設計士に依頼するとしても、「最終的には設計・デザインの主は自分」という気持ちは必要だ。素人の付け焼刃でもよいので、できれば自分で設計やデザインのことも調べて、「あーしたい、こーしたい」と自分からいろいろ提案を出してみる。むろん設計士からは専門家の立場でアドバイスや提案をしてもらうにしても、「最終的に決めるのは自分」と考えておく。そのほうが、あとになって何かあっても、「自分が決めたことだから」と納得しやすい。

　今後、クリニックの建物を何十年も使うのは、自分であることを考えると、設計士や設計会社に設計の丸投げはやめておいたほうがよい。逆に「自分は専門外だからすべてお任せしたい」というのであれば、「どんな結果でも任せた責任は自分にある」というくらいの覚悟もいる。

 『最終的に設計・デザインの主体は自分だった気がします』

　うちはデザインは最後になりました。特に入り口の顔になる部分は建築士さんのプランがあまり好ましく思えなかったので、看板デザインのみを専門に扱っているところに改めて頼みました。スロープとかの距離や高さを計算して自宅でダンボールでつくったりとかしていましたが……今となっては懐かしい。最終的には

設計・デザインの主体は自分だった気がします。

 設計ソフトをつかうとイメージしやすい

　設計の早い段階から、間取りを自由に調整して立体的にも見られるフリーソフト（せっけい倶楽部）を用い、設計士の図面を自分で入力していました。模型をつくる感じで、間取りはもちろん、壁紙や机・椅子などの配置もでき、動線も考えながらあれこれ試行錯誤しイメージしやすかったですし、設計士との相談でも用いました。何より”自分でつくった”という感じが強くなり、デザインにも責任を持てた気がします。

27 設計の段階で決めておくべきことがありますか？

医療機器の設置から考えてみる

設計は早い段階から始まるので、医療機器を導入するなら、その段階でおおよそ決めておく。例えばX線装置は設置場所が限られ、壁に鉛を入れて遮蔽し、床下補強が必要になってくる。どのメーカーのどの機種を入れるのかで、床下の補強の程度が変わってくる。また機械を搬入するための間口も計算に入れる必要がある。

また内視鏡専用の電動ベッドの電源用コンセントは、その真下にないと作業中につまずく要因になる。あとから機械を追加したいけど、コンセントが足りない……ということも起こり得る。医療機器だけでなく、パソコンや電子カルテシステムのスペースや電源も考えておきたい。

設計士だけでなく、医療機器会社やコンサルタントを交えた打ち合わせも重要になってくる。

『ネブライザーのコンセントは腰の高さにあるほうがいい……』

受付カウンターを考えるとき、予約システムを入れると、別にノートパソコンも必要となるため、そのためのスペースも必要になりました。運用上、大きなレーザープリンタを2台置かないといけなかったり、クレジットカード決済の機械を置くスペースも考える必要がありました。これだけ、コンピュータ関係が多くなると、配線も複雑になるので、その配線周りをスッキリさせることも事前に考えておかないといけないと思いました。電子カルテ

がダウンする原因の一つに、ハブにほこりがたまって生じるという トラブルも多いようで、配線が複雑で掃除がしにくくなると、そのようなトラブルも起こり得ると聞きました。また、ネブライザーのコンセントは腰の高さにあるほうがきれいに見えるとかもアドバイスしてもらえました。

具体的に働くイメージで設計の細部に目が届く

コンセントの位置、は自由にできる反面、一般的な位置にしてしまうとあとで延長コードが必要となったりして大変です。私は診察机で自分のノートPCを使う機会があることを想定し、診察机を設置する壁の天板の高さにコンセントを設置したり、院内血液検査機器（開業当初は購入せず資金に余裕が出たら買う予定で）の設置場所を決めておいて、事前にコンセントをつくっておきました。具体的に働くところをイメージするほど、設計の細部に目が届く気がします。

事務機器の設置から考えてみる

こだわりをもって壁面を凸凹なく納めたいなら、キャビネットや机などの什器（事務機器）を工事業者に"つくりつけ"にしてもらうとスッキリする。しかし、コストを抑えたいなら、市販の事務機専用メーカーの既製品で、ある程度のオーダーメイド加工してもらえるものを選ぶとよい。設計に合わせたサイズに加工してもらえる。

また、医療用に使う医薬品棚などを医療器具のメーカーから購入するとよいが、事務機器の仕分け棚で代用することもできるし、そのほうが案外使いやすかったりする。

これらの市販の什器は、できれば設計前あるいは設計段階までに選んでおき、それに合わせた設計をすると、市販品でもピタッと納まってつくりつけ家具のようになる。

そのほか、冷蔵庫や流し、診察机や診察台、事務室のキャビネットなどもすべて先に決めておき、設置する場所も決めてから設計を詰めていくと、デッドスペースをできるだけ少なくでき、窓や扉の位置なども無駄なくピッタリ納めることができる。

『既製品のキャビネットに合わせた図面を引いてもらいました』

いろんなクリニックを見学するなかで、外来や処置室の壁面の上部に戸棚があると収納量がかなり増えるので、どうしても欲しくなりました。しかし上戸棚はつくりつけ（オーダーメイド）が多く、かなり高額になってしまうと聞きました。そこでいろいろ既成のキャビネットを探すなかで、ある医療向けの什器類を販売する会社が出しているものに出会い、そのキャビネットに合わせた図面を引いてもらいました。既製品ながら本当につくりつけのような上戸棚のあるキャビネットになりました。

自分以外の人の視点も参考にする

◎配偶者の視点

外壁や内装を決める段階になると、いろいろな視点があるほうがよい。自分の家をつくるのと同じで配偶者の意見も重要になってくる。壁紙、扉、照明など膨大なカタログと向き合い、限られた時間で決めていくのは大変であり、選びきれない。配偶者のアドバイスがあると決めやすい。

◎スタッフの動線

設計も進んでくると、動線や物品の設置場所など、実際に業務をする看護師や事務スタッフがどのように動くのかを考える必要も出てくる。もし事前に一緒に働くスタッフが決まっているのであれば、その

スタッフの意見も参考にしたい。可能ならばあとで変更できる余地も残しておく。また信頼できる先輩開業医の先生に、実際の図面を見せて意見を聞くのもよいだろう。

看護師でないとわからないところがある

　私の場合、設計段階で看護師の採用が間に合わなくて、当初、私とコンサルさんとで、看護師の業務を考えた設計にしてたのですが、採用後に入ってきた看護師が、ここはこうしたほうがよいと変えたところ結構あります。看護師の動線や看護師が使う物品の置き場など、看護師でないとわからないところもありますので。

VIII
スタッフを募集する

28 開業時にスタッフは何人くらい必要でしょうか？

🍀 コストをかけられないので最少人数でスタート

　クリニックの規模や診療科によっても必要なスタッフの人数や職種は異なるが、間違いなくいえるのは、開業当初は最少人数でということになる。開業当初は、患者さんも少なく、また診療報酬の入金までは、手持ち資金で人件費もまかなう必要がある。コストがかけられないから、どうしても最少人数からのスタートが無難だ。

　最少の人数であれ、職種や正職員かパートかも、各クリニックの事情で検討すればよい。

　ウチは、多いかもしれませんが、時間単位あたり事務2名、看護師2名にしましたが、夜診は看護師1名で始めました。パートですべての時間を埋めていくと、合計事務6名、看護師5名となりました。

　私のところは、医師2名と事務長とで開業したので、最初から人数は多めにとりました。事務長のほかは、看護師3名、在宅事務2名、外来事務4名でスタートしました。事務長と在宅事務1名が正職員でその他はみなパートです。その後、そのパートから4名を正職員にして4名追加しました。

　当院では、事務2.5名〔常勤2、パート1〕、看護師1.5名（常勤1、パート0.5）で始めました。初めのうちは、人が余り過ぎて涙が出ました。

私は、あえて常勤スタッフは雇いませんでした。信頼がおける人かどうか、やはりしばらく一緒に働いてみないとわからないので……。そのため、1単位時間あたり、看護師1～2名、事務2名を配置することとして、看護師・事務のそれぞれパート4名ずつで開始しました。

求人広告は何を使ったらよいですか？

土地勘がなければ折り込みチラシやネットを活用する

開業スタッフは、元職場の関係者ということも多いが、新しく人を募集する場合、ハローワークで探したり、地元メディア誌やインターネットサイトの広告や折り込みチラシを使うことになる。定番は、開院広告も兼ねた新聞の折り込みチラシだが、最近は特に若い世代で新聞をとらない人も多く、代わりにインターネットの求人サイトが活用されている。

一方で、「確かな人を…」という思いから、知人のツテや知り合いをスタッフに求めることもある。いずれにしても、一長一短があり、院長自身の考えが反映されるので、自分がいいと思う方法を採用すればよい。

折り込みチラシは地域に違いがある

ひと口に折り込みチラシといっても地域ごとにメディアの特性も配布範囲も異なるので、確認する必要がある。コンサルタントによっては、メディアの紹介や、さらに配布先のアドバイスもしてくれることがある。

 『チラシで結構な応募がありました』

スタッフは、地元の人を入れたいと思ったので、新聞の折り込みチラシでした。ハローワークは使いませんでした。チラシで結構な応募がありました。開業時というのは結構応募が多いんだな

と驚いた覚えがあります。

　ツテに頼るのは、あえて避けました。紹介された人が、こちらと合わなかった場合に困ることになると考えたからです。

　開業時のスタッフ募集は、折り込みチラシを使いました。広告代理業者に依頼して、配布し、さらにネットの求人サイトにも掲載され、コストは10万円ほどでした。ハローワークも検討しましたが、コストフリーの半面、よい人かどうかの選択肢が限られると思って見送りました。

　開業地に移り住んだのは、開業するちょっと前でしたので、知り合いも少なくツテを使った紹介を望めない状況でした。やはり開業前に開業地近くで働いておくというのは、人材確保の面でメリットがあるかと思います。

若い世代にはネットが有効

　特に若い世代のスタッフを集める場合は、チラシよりインターネットの求人サイトを使うほうが有効な場合がある。一つひとつに掲載料もかかるため、ターゲットとする求人層を意識してコンサルタントとも相談しながらどの求人サイトにどのような内容で求人を掲載するか、吟味する。

ツテに頼るのは人柄が保証されるが気を遣うことも

　ツテに頼るメリットは、たとえ能力や経験や知識にバラツキがあったとしても、人柄が保証されていることだろう。しかし、紹介者が見ている人柄は一側面のこともある。100%信頼することはしない。また断る場合、紹介者に失礼にならないか気を遣うこともある。知識や経

験は採用後にサポートすることはできても、人柄はそうともいかず教育によって変えることはむずかしい。

『ツテにこだわりましたが正解でした』

　自分がこだわったのは、「なるべくツテで集める」ことでした。ツテのよいところは、変な人は紹介されないと思ったからです。トラブルやストレスの一番の原因も、その"人柄"であることもありますし……。だから、それらが保証されているツテにこだわりました。今、思えば、それが正解でした。

30 開業スタッフは、経験者と白紙の新人のどちらがよいですか？

どちらがよいとはいえず院長の考えしだい

正直なところ、院長の考え方によるので、どちらがよいとはいえない。

経験者に期待するのは即戦力だが、以前の勤務先（特に病院）とのギャップを感じてスムーズに溶け込めず、あげくに以前のやり方を前面に打ち出そうとする人がいるからダメという意見もある。

一方で、医療未経験者は、教育に時間がかかるものの白紙という伸びしろがある分、院長が求めるものを吸収しやすいという意見もある。

人によるのではないでしょうか。現場経験が豊富でも、新しい職場で、「前の職場では……」と、"出羽の海"になられてもうまくいきませんし。ある程度の能力があれば、経験よりも人柄が大切だと思います。

開業時に現場経験のあるスタッフが各部門一人ずついるとよいと思いますが、開業後しばらくして、クリニックの形ができあがりつつあると、"新人"がいいと思います。

筆者らの場合：経験者ばかりを採用する

『新人だと教えることが多すぎて大変だと思ったから……』

経験者をあえて選びました。現場からしばらく離れていた人も関係ないと考えました。新人だと、教えることが多すぎて大変だ

と思ったからです。即戦力が欲しかったのです。

ただ、頑張れる人なら新人でもいいと思えます。経験者でも、自分のやり方を前に出しすぎる人もいますが、それはダメですね。

 『問題はスタート時点からすでに高齢化していること（笑）』

自分のところは、経験者ばかりを採用しました。開業前からのなじみの地域で、地盤もありましたので……。おかげでスタートダッシュは強かったと思います。研修期間に、全員に当院の理念をしっかり伝える機会を設けたり、キックオフの飲み会を行ったりしてコミュニケーションの機会を意図してつくったことなどで信頼関係ができ、経験者ながら自分のやり方に沿ってもらえたのだと思います。問題なのは、スタート時点からすでにスタッフが高齢化（怒られますが）していることです（笑）。

 筆者らの場合：未経験者も採用する

 『未経験なのでもちろん失敗もあります』

私のところは、開業時の事務スタッフは、未経験の人も採用しました。とにかく笑顔が素敵で、敬語が使えなくても使おうと努力する姿勢の人、人の目を見て話せる姿勢を重視しました。結果として、都市部だからと思いますが、アパレル業界出身の人が多くなりました。未経験なので、もちろん失敗もあります。「お小水」を「お小便」と言ってしまったスタッフがいて、大爆笑になりました。

新しいスタッフの採用ではまず人柄を重視する

筆者らが新しいスタッフの採用にあたって共通して重視したのは "人

柄"だった。開業する医師の多くが抱えるストレスは、"人"の問題といっても過言ではない。それだけに、新しいスタッフの採用にあたっても人柄を重視しようとする気持ちが現れるようだ。

採用面接で、応募者のどんなところを見ておけばよいですか？

初めての面接はコンサルタントに同席してもらうとよい

　開業するまでの勤務先で、採用のための面接をしたことのある医師はそう多くはないだろう。正直なところ、慣れないうちは、相手のどこに注目すればよいのかわからない。

　評価の仕方がわからないし、また応募者が多かった場合、慣れない面接に疲れ果て、正しい評価ができなくなるおそれもある。初めての面接にはコンサルタントに同席してもらうとよい。

　また、面接に配偶者など異性の家族も同席してもらえば、自分とは異なる視点の意見も得られる。

筆者らのケース：正直なところわからない

『評価表はあまり人柄を反映しません』

　正直、初体験の面接でどこに注目すればよいのかわかりませんでした。コンサルタントが用意した評価表には、「態度」、「礼節」などがありましたが、その後の経験からいうと、それらの項目は人柄を反映しておらず、あまりあてにならないことがわかりました。

『雇ってみないとわからないというのが正直なところ』

　コミュニケーション力、過去の職歴、希望など、総合的なところを見ることになるのでしょうが、何度面接しても、「雇ってみな

いとわからない」というのが正直なところです。

　ただ、何となく「採用すべきではない！」という人はわかるので、ふるい落としはできると思います。その分、よさそうに思える人が複数いると悩みます。

筆者らのケース：自分なりの採用ポイント

 『友だちにしてもよいかと思えるかどうか……』

　「友だちにしてもよいと思えるか」どうか……、結局、コミュニケーション、人間性を見ているように思います。経験とか能力とか見て採用すると、失敗すると思います。経験やスキルを優先し、コミュニケーション能力や人格に目をつぶって採用したことがありましたが、あとになって他のスタッフや患者さんとトラブルを起こしてしまいました。

　自分で「仕事ができます」と売り込んでくる人ほど困った人はいないというのが率直な気持ちです。

 『前職の退職理由が最も注目すべきところ……』

　強いていえば、前職がある人の場合、退職理由が最も注目すべきところだと思います。その理由によっては、当院でもいずれ退職する理由になる可能性があるからです。

 『この人なら会話して考えてもらえる……』

　コンサルタントが横にいて点数をつけていました。「シングルマザーなら一生懸命仕事するだろう」と点数を高くつけていましたが、私はそう思いませんでした。結局のところ採点基準はよくわかりませんでした。人間性は大事ですし、キャリアも必要ですが、実際に一緒に働いてみないとわからないなと思ったので、まず「こ

　の人なら会話して色々考えてもらえるチームにできるかな」と考
えて、採用しました。

IX
開業を
PRする

32 地域に開業を知ってもらうのに効果的なPRは何ですか？

地域に合ったPR方法がある

　地域に新しく開業することを PR する方法については、もちろんコンサルタントが詳しく、その地域にあった PR 法を相談することになる。

　筆者らは、開業に先立って地域に開院をお知らせする方法として、
・チラシの新聞折り込み
・チラシのポスティング
・内覧会
・クリニックの外壁に垂れ幕
などを実行してみた。このうちチラシの新聞折り込みと内覧会は、全員が実施した。

『広告代理店が一手に引き受けてくれました』

　効果的だったかはわかりませんが、新聞折込、開院時のポスティングはやりましたね。電柱広告の広告代理店が一手に引き受けてくれるので、広告関係はまとめて話をすることができました。これもちゃんとしたコンサルであれば、適切な時期に適切な担当者を紹介してくれるかとは思います。

『求人と広告はセットみたいなものです』

　コンサルさんとの関係で、広告もある程度はお付き合いで出稿することになると思います。コンサルさんに新規開業での求人を依頼すると、求人雑誌に取り次いでくれ、面接のセッティングや

応募のとりまとめの代行までやってくれます。この求人雑誌の広告の取り扱い会社が広告（電柱広告）も取り扱っていることが多く、お付き合いで広告を依頼することも多い感じです。いわば求人と広告はセットみたいなものです。

33 開業のお知らせに チラシは効果がありますか？

チラシの活用例は多い

　先述したように、効果があるかどうかはさておき、クリニックの開業を地域にお知らせする手段として、チラシを活用することが多い。筆者らも全員チラシを配布した。

　ただ、記載内容と配布方法については、地域によっては取り決めがある。たいていは、開業スタッフ募集と内覧会の案内のときだ。

『チラシを取っておいてくれた患者さんがいました』

　広告媒体として新聞折込チラシをやりました。それが来院のきっかけということはなかったですが、周知にはなったと思います。開業しばらくしてから依頼のあった在宅医療の訪問先で、チラシを取っておいてくれた患者さんがいました。

ポスティングか新聞折り込みか

　また配布方法は、新聞折り込みが一般的だが、地域の家庭に直接投函（ポスティング）することもある。

『ポスティング配布エリアは番地まで選べました』

　コンサルの紹介の広告代理店の紹介でポスティング業者をお願いしました。エリアなど直接相談したのは広告代理店の担当者で

す。私のクリニックくらい郊外だと業者の選択肢はなく、逆にどこもポスティングしていない地域もありました。範囲は、居住人口あたりでいくら、と決まっており、番地（〇丁目）まで選べました。ターゲットとしたいエリアをコストを見ながら決めました。

『目立つのは良しとしない土地柄でした』

医師会からの縛りは感じなかったのですが、目立つの良しとしない土地柄もありポスティングはせずに、折り込みだけでした。

『募集と内覧会お知らせのみが配布できる機会でした』

当地では、広告の規制がかなり厳しくなっています。ポスティングもなぜかダメということでした。チラシは、オープニングスタッフ募集と内覧会のお知らせの2回だけが堂々と折り込みで配布できる機会ということでした。ただし、最近は新聞をとらない世帯も多いとのことで新聞折込チラシだけでは不十分です。無料全戸配布のタウン紙の折込などを狙うとよいと思います。

 34 開業までにホームページを用意したほうがよいですか？

3〜4ヵ月前から準備して開業までに完成できる

情報のやりとりにインターネットが欠かせないのは当たり前の現在、できれば開業時には自院のホームページで情報発信したい。とはいえ、それでなくとも準備に追われる時期に、面倒なホームページ制作の時間がとれるだろうか。

結論からいえば、筆者らは、開業までに用意することができた。開院のお知らせだけでなく、求人や内覧会のお知らせまで情報発信することも可能だった。コンサルタントの開業準備計画にも、このホームページ制作が組み込まれているのが当たり前になってきている。

自分で作成するか、業者に依頼するかによって異なるが、筆者らはだいたい開業3〜4ヵ月前にコンサルタントから言われてホームページの作成を開始していた。

 『スタッフ募集に効果があるのかなと思いました』

作成時期はコンサルさんがお勧めしてくれたタイミングで、だいたい3ヵ月前でした。スタッフ募集の前にはできあがっていました。今でもウチで働いていてくれるスタッフは、募集のときまだ検索でそれほど上位にあがってきてなかったのに『（ホームページを）見ました』と言ってくれてたので、スタッフ募集にも結構効果があるのかなと思いました。

忙しくなったらホームページを触る余裕がない

　コンサルから業者の紹介で開業2週間くらい前にできたのではないかと思います。コンテンツの内容にはさほど力を入れていません。開業してニーズに応じてと考えていました。しかし忙しくなったらホームページを触る余裕がなくなってきますね。

医療機関を手がける業者だと話は早い

　もし、ホームページに何を載せたらよいかがよくわからず、またどうやって制作すればいいのかもわからない場合、コンサルタントに紹介してもらうとよい。医療機関を多く手がけてノウハウを持っている業者を紹介してもらえば、慣れているので話が早い（ただ制作費が高めという印象がある。もちろん業者によるが）。

　一方、コンセプトをしっかり持っていれば、医療機関に慣れていなくても意欲のある地元の業者から選ぶとよい。こちらの希望をしっかり伝えることもできるし、費用も抑えられる。

　さらに、ホームページ作成に意欲があり、オリジナルにこだわるのであれば、自分でつくることも可能だ。ただし、時間と労力はかかる。

『4ヵ月前から始めて2ヵ月前に完成』

　私はコンサルタントのすすめたタイミングで、4ヵ月前に業者を決めて、2ヵ月前にはホームページを立ち上げました。開業や内覧会のお知らせなども、事前に告知することもできました。業者もコンサルタントが紹介してくれた業者のなかから選びましたが、それほど高いところではありませんでした。

『地元の業者さんにお願いしました』

　私は、あえて他の業種を取り扱っている地元のところにお願いしました。コンテンツは半分は用意してましたが、一応、業者さんとも相談して、「こんな感じにしたい」と相談して、さらに半分追加した感じです。地域活性の意欲のある業者さんを選ぶととてもよいと思います。私の場合、あとになって病児保育のページも追加でお願いしたのですが、業者さんは結構乗り気になって、あっという間につくってくれました。

『他を見て自分でできそうと思って自分でやってみました』

　私は自分で作っています。他のクリニックのホームページをいろいろ見ていて、シンプルで作りやすそうなもの、自分でできそうなデザインでということで自分でやってみました。開業前にできていたと思います。

　ホームページはバックアップとサイトの構造（内容ではなく）の更新がセキュリティ上必要ですので、そのことを考えてサイトを変更しました。これも自分でやってみました。だから素人っぽいつくりですね。

　サイト作りや内容の引越し、新しいサイトの使い方などはウェブでいろいろホームページやブログを見たり、ツイッターで情報収集したりしました。最終的には1冊本を買ってやってみた感じです。

　面倒くさいということはなく、結局はいろいろやるのが好きなんだろうと思います。

テンプレートを利用するとよい

医療機関に詳しい業者であれ、そうでない業者であれ、開業までの

短時間でホームページをつくりあげようとするなら、ある程度構成内容が決まっているテンプレートの利用が便利だと思う。医療機関のホームページに必要な情報は、診療時間や院内写真などどこでも共通のコンテンツなので、当初は決められたテンプレートに文章や写真を当てはめるだけならそれほど手間はかからない。個性を打ち出したいのであれば、それにこだわりのページを追加することもできる。

『内容や写真だけを当てはめる形で進みました』

　クリニックのホームページを多く手がけているところでしたので、先方もある程度慣れており、またデザインやレイアウトもゼロからというよりも、決められたテンプレートから好みのものを選び、内容や写真だけ決めて当てはめるような形で進みました。大手のポータルサイトの無料のホームページのように、デザイン・レイアウトがある程度固定化されている反面、中身はすべて自分で構成変更可能でしたので、変更点をいちいち業者に連絡しなくても、自分で細かく手を入れられるのが魅力でした。ある程度ホームページづくりなど経験ある人ならそうしたタイプの業者を選ぶのも手かもしれません。

大事なのはコンセプトを決めておくこと

　クリニックのホームページのコンテンツで必須となるのは「診療内容（診療科）」、「診療時間」、「アクセス」、「院内写真」などである。いずれも開院のお知らせチラシにも流用できるので用意する。

　忘れてならないのが、クリニックの特徴を紹介できる「コンセプト」や「理念」である。

　事業計画を立てるときに考えた「理念」が、ここでも役立つ。理念やコンセプトが明確で明文化していれば、ホームページのコンテンツ

は半分完成したようなものだ。

写真は工事業者の写真を流用するとよい

クリニックの雰囲気を知ってもらうために、外観と院内の写真は、欠かせない。工事業者は竣工を前に写真を撮って記録するので、それをもらって流用する方法もある。

 『院内写真は魚眼レンズで撮ってもらうとよいと思います』

施設内の写真とか開業前のきれいなところを魚眼レンズみたいなので撮っておいてもらうと全体が見えるのでよいと思います。院長の写真写りがあまりよくないクリニックのホームページがありますが、あの事情はよくわかります。写真を撮る時点で準備でもうかなりグロッキーなんでしょう（笑）。ぼくもヘロヘロでしたが、奇跡の１枚といえる爽やかな写真を撮ってもらったと思います。

35 開業前の内覧会は効果があるのでしょうか？

地域の人にアピールするチャンス

　開業直前に地域の人たちやあるいは関係者を招いて、院内の様子を紹介する内覧会は、一般的となり、筆者らも実施した。

　内覧会は、それまでお世話になった人や開業にあたってサポートしてくれた人、友人知人への感謝のお披露目という側面もあるが、一番の目的は患者さんになってくれる地域の人にクリニックを宣伝・アピールすることにある。

　地域の人は「どんな先生やスタッフがいるのだろう」、「待ち時間が短いところならいいなぁ」、「新しいクリニックの中を見たい」など、新しいクリニックに大きな興味をもって内覧会に来られるため、このタイミングで適切なアピールができるかどうかが、オープン後に好スタートを切れるかどうかを決めるといってもいい。クリニックの最大の宣伝は「口コミ」だが、オープン時に口コミはないため、まずは一度クリニックの敷居をまたいでボンヤリとでも好印象を持ってもらえれば、その後の受診につながる。

内覧会は開業準備のマイルストーン

　内覧会は、地域の人たち向けではあるが、スタッフの対応や動きを確認するよい機会にもなる。接遇などを確認することで開業までに改善することが可能だ。

　つまり、内覧会をするにはハードもソフト（職員チーム）もある程度できあがっていないといけないので、内覧会開催日は開業準備のな

かでも一つのマイルストーンになる。

筆者らのケース

 『見学だけでなくミニ健康講話もしました』

うちは内覧会を2日間行い、見学だけでなく私とパートナーの医師とで待合室を使ってミニ健康講話も行いました。来場者には当院のネーム入りのボールペンを作って配りました。「先着30名さまに、ミニ健診を無料」と企画したのですが、スタッフの反対と、コンサルから「無料」は医療広告の？規制に抵触すると言われ諦めました。

あと業務の半分は訪問診療なので、以前から連携のとれていた地域スタッフ（診療所医師・ケアマネ・訪問看護・病院連携室）を対象に「前職から独立開業しましたよ」ということのアピールのため、事業者対象の内覧会と軽食パーティーを別に行いました。

 『院長を知ってもらうよい機会です』

内覧会は行いました。地域の方達は結構来てくれました。「院長はだれ？」という人もいたので、自分を知ってもらうという意味でも直接会える機会があるのはよいのかもしれません。

36 クリニックを認知してもらうのに看板は効果がありますか？

地域によって看板の効果は違う

　クリニックの広告は、規制や地域医師会の申し合わせのようなものがあるので限られる。医療機関に多い看板も環境によって効果はマチマチのようだ。

　比較的都心部であれば、駅看板や電柱看板がよく見られる。特に電柱看板は、医療機関のものがほとんどだ。駅看板は、よく目立つが電車が入ってくると見えなくなる。一方、車で移動することの多い地方では、道路沿いの野立て看板には一定の効果が期待できるようだ。

『患者さんから「看板立てたね」と言われました』

　当地のように駅看板や電柱看板しかない地域だと効果は少ないような気がします。電柱看板は医療関係しかありませんし（笑）、駅のホームの看板は、電車が来ると隠れてしまうという欠点があります。

　でも、本数の多い都会ではホームの看板は、院長のステータスの表れのような気がしています。患者さんからも「○○駅に看板立てたねえ、立派になった」とお褒め？の言葉をいただくことがあります。

『電柱看板は宣伝というより道案内』

　当院は郊外にあるので、野立て看板2ヵ所と、電柱看板も20〜30本出しています。でも、看板の効果を実感するのは難しいです

ね。ただ電柱広告は、宣伝というより道案内、の意味も兼ねていますので、それはそれでよいかなと。

　電柱広告の担当の人によると、広告は患者数と反比例するのがよいですとのこと。当初はできるだけ出して、患者数が増えてきたら、ちゃんと看板や電柱広告を減らしていくと効率的とのことでした。

筆者らのケース：看板の効果をまだ確認できていない

　筆者らの場合、初診時に問診表に記入してもらう「当院を選んだ理由」を見る限り、口コミがほとんどで「看板を見て」という人はあまりいないという印象があり、看板の効果についてはまだ確認できていない。

 『看板を見て来院という人は月に0～3人です』

　実感としては看板の効果は薄いです……。認知にはなるけど、クリニックの敷居をまたぐには別の要素が必要なのではないでしょうか？　当院はまったくの落下傘開業ですが、初診の患者さんの問診票の来院理由のチェック欄を見ると、「近いから」、「口コミ」、「ホームページを見て」がほとんどで、「看板を見て」は月に0～3人です。

 『当院を知った理由は口コミ・近隣がトップです』

　うちも初診申込書に「当院を何でお知りになりましたか？（復数選択可）」と項目を並べてアンケートしているのですが「口コミ」、「近隣・通りがかり」がトップですね。

 『道路から引っ込んでるので「⇒ここ」という電柱広告を……』

　私は看板、電柱広告は出しませんでした。その後も業者から出

しませんかという誘いはありますが、断っています。

　その理由は、自分がもし他の業種の何かを求めているとして、やはりネットで調べるだろうということ。また高齢者であればパソコン使える人もいますが、ほとんどはやはりロコミだという印象です。最近は電柱を撤去する地域も出てきていますが、それに文句が出ていないところを見ると広告媒体としての効果は低いのではないかと思います。

　ただ、建物が道路からちょっと引っ込んでいるので、建物前の電柱広告が空いたあとで「クリニック⇒ここ」みたいな案内表示を貼りました。

『規制が厳しく目立った看板は置けません』

　電柱看板などは、効果を感じずに最初からやりませんでした。駅のすぐ近くということもあり駅にも看板を出していません。看板、広告規制がかなり厳しく、目立った看板は置けません。

X
開業まで
体調を維持する

37 開業まで一番ストレスを感じるのは何ですか？

ストレスの連続といえる

　「開業する」と決意し、そして開業に至る長いプロセスのなかでストレスをまったく感じないというとウソになる。むしろストレスの連続といってもいいかもしれない。

　開業までのプロセスで、最もエネルギーを使い、ストレスを感じる事柄は、人によって違う。ちなみに、筆者らが開業までにどんなことにエネルギーを使い、ストレスを感じたかを挙げてみると、

- ・開業後の事業への不安
- ・そもそも開業を決意すること
- ・開業地選び
- ・開業の噂を聞きつけていろいろな業者がやってきたこと
- ・コンサルタント選び
- ・前職場へ退職の意志を伝えること
- ・前職場を辞職すること
- ・すべてのことに"決断"を要し、それが連続すること
- ・スタッフの採用

などであった。そのなかのいくつかを具体的に紹介する。

開業までの不確定要素と成功するかどうかの不安

　開業までのプロセスのなかで、あまりにも不確定要素が多くて先が

見えないと感じることも多い。開業後の成功が保証されているわけでもない。そんな状況のなかで、自分の気持ちをぶれさせずにメンタルを維持して開業の準備を進めていくのは結構大変だ。

また、強い決意を持って開業準備に望んでも、やはり開業後に成功できるかどうかという不安はつきまとう。特に、自分のやりたい医療を掲げていても、果たしてそれが事業として成り立つのかどうか、生活できるのかどうかという不安がある。

> 『借金が返せない夢を何度見たことか……』

患者さんが来なくて借金が返せない夢を何度見たことか……。特にやりたい医療はハッキリしていたので、それがビジネスとして成り立つのかという根源的な悩みが常にありました。

コンサルタント選び

開業までのプロセスのなかで、最もエネルギーを使うのは、コンサルタント選びかもしれない。それは、開業までのプロセスの最初の一歩であり慎重になるのは当然といえるからだ。最初に信頼できるコンサルタントに出会えるかどうかで、その後の開業までの準備が左右されてしまう（「IV. コンサルタントを依頼する」参照）。

前の職場の辞職と医師会への報告

開業を決意して、勤めている職場を辞める意志を上司に告げるときは、当然ながらストレスを伴う。特に現職場に不満があって辞める場合はある程度覚悟が必要かもしれない。

職場ではないが、医師会への開業報告も気を遣うものがある。開業する場所によっては、同じ医師会のなかに競合する関係となる先輩開

業医もいるので、挨拶は欠かせない。

時間との闘い

　前職の職場で日常業務を継続しながら開業の準備をするのは、時間との勝負になる。業者さんたちとの打ち合わせも必要で、その時間を捻出するのも結構大変だ。その打ち合わせで決めたことを修正していく作業、それを確認する手間、など時間はいくらあっても足りない。逆にいえば、時間が足りないくらいなので、ストレスを感じて落ち込んでいるヒマがないともいえる。

決断の連続

　開業までの準備では、開業地、金融機関からの融資、設計・施工、などなど、決めなくてはならないことが多数あり、そのたびに決断を迫られる。誰かに相談する余裕もないことも多く、一人で決断しなければならないことはストレスとなる。

> 事務器具から高額医療機器まで選択を繰り返していくのは大変

　些末なことからすべて決めていく決断の連続はとても大変でした。物品は「ボールペンから高額な医療機器」まで「全部オレのもの」ですべて選択と決定を繰り返していく。これが最初は大変でしたが途中からはだんだん感覚が麻痺してくるのか、決断がすごく早くなりました。

初めてのスタッフ採用

開業準備も終盤になると、開業スタッフを採用することになる。こ

れまでの勤務医経験では直接人事を担当することはなく、初めて採用を経験することになる。どんな人を採用すればよいのか、面接で人柄と能力を見極められるのか、など考え出したら迷ってしまう。まして、初めて採用したスタッフが見込み違いだった場合のダメージは大きい。

『人を雇うことに初心者でした』

採用した人との関係で、いきなりつまずきました。そのことがストレスでした。人を雇うということに初心者でしたので、そこは苦しみました。

38 開業までどうしたら エネルギーを 維持できますか？

ストレスを軽減するか回避する

　先述したように、開業までのプロセスにおいて、ストレスを感じることは多々ある。しかし、実際のところ、開業までの準備期間は、日常の診療を続けながら、打ち合わせや何かを決断しなければならない場面も多く、開業後の不安はあるものの落ち込んでいる暇はない。またストレスが連続するなかにあっても正直なところ開業準備に関わっていると、ストレスを発散するための時間も体力も金銭的な余裕もないのが実情である。

　したがって、気晴らしを求めるよりも、どうやってストレスを軽減するか、回避するかを考えたほうがよい。そもそもストレスを作らないようにするには、①よい人材を集める、②時間に余裕をもって準備することが大切だと思う。

ポジティブシンキングが必要である

　上述したように、開業までの準備のための長いプロセスのなかで、ブレないように心を維持していくのは、大変だ。そのためには、ポジティブシンキング（楽観的思考）が欠かせない。

　メンタルの持ちようによって、自分だけでなく、実際のアウトカムにも影響してくる。発想がマイナス志向になると、どうしても保守的なクリニックづくりになってしまうと思う。ポジティブ指向の人には、人が集まってくるが、ネガティブ指向の人や不安そうな人には人は集まらないと実感している。だから、たとえ不安が強くても、表面上はポー

カーフェイスを保っていることが必要ではないだろうか。

『ある程度健全な"勘違い"がないといけない』

　大変だったことはたくさんありますが、しいて言えばメンタル、心の持ち方でやってこられたと思います。気持ちがぶれないためにも、ぼくは、ある程度の健全な「勘違い」がないといけないのではと考えるようになりました。

『ポジティブな言葉を自分に言い聞かせてました』

　「地域にもともとつながりがあったので大丈夫だろう」、「自分のやり方で以前も患者さんが増えたので大丈夫だろう」というポジティブな言葉を自分に言い聞かせてました。

『不安やネガティブ思考に押しつぶされたケースを聞きました』

　コンサルタントから、すごいマイナス志向の先生の話を聞いたことがあります。開業して間もない状態で、まだ赤字ではありましたが伸び的にも十分にやっていけるだろうという見込みがあるにも関わらず、このままではやっていけないと判断して自ら閉じてしまったそうなのです。コンサルタントがいくら「大丈夫です」と説得してもダメだったそうです。不安やネガティブ思考に押しつぶされると、ここまでいくのかもしれませんね。

忙しくともギリギリまで仕事は続けるほうがよい

　開業準備で忙しいとしても、仕事をしているほうがストレスから離れられる。そこで、開業準備に専念するために職場を退職するなら、ギリギリまで働いていたほうがよい。スキルの維持にもつながるのでお勧めしたい。

『非常勤の仕事を 1 ヵ月前まで整理しながら続けました』

　非常勤で仕事をいくつかかけもちして、準備当初は週に 1 日だけ休みにしておいてだんだんと非常勤の仕事を整理して準備にあてる日を増やしました。在宅の非常勤は 1 ヵ月前まで続けて、その職場から在宅患者さんをある程度引き継ぎました。

他人任せにせず自分の目で確認していく

　筆者らの経験では、どんなに忙しくても、人に任せたままで周囲に期待し過ぎてはうまくいかないのではないだろうか。折りにふれて、自分の目で確認し、不都合があれば、そのつど修正していかないと、あとになって大きなトラブルとなって、開業後までストレスを引きずることになってしまう。

 『忙しいからと建築現場に足を運ばないのは心配……』

　忙しいからと言って、建築現場に一度も足を運ばないのは心配です。図面で問題なかったと思っても、実際の状態を見に行くと、「ちょっとこれは……」ということもあり、そのつど、自分の目で確認して変更することもありました。

　また、施設基準の届出も、コンサルタントに任せていて、てっきり出しているものと思っていたものが、出ていなかったということが開業後発覚し、あわてて申請しました。

　電子カルテも設定がまちがっていたり、開業当日も気が抜けませんでした。

XI

開業後の
システム/ルール
を決める

39 開業までにどんなシステム / ルールを決めておかないといけませんか？

 ## 決めておきたいものは山ほどある

　開業までに、決めておきたいシステムやルールは山ほどある。とりあえず、筆者らが実際に取り組んだものをランダムに挙げてみる。

・診療時間と休診日
・簡単な業務マニュアル
・就業規則
・業務分担
・1日の流れ
・訪問診療の範囲や患者の幅
・ユニフォーム
・互いの呼び方

・症状、症例ごとの患者の動線
・予防接種の予約や決まりごとのマニュアル
・救急マニュアル
・紹介病院のリストと連絡先
・会計の釣銭、売上記入など
・給料日と支払い方法

などなど。

 『開業後、集中してルールの作成時間をつくった』

　私は過去2回、クリニックの立ち上げや新規事業を経験していましたが、とにかく問題が起こるのは経験や決まり事もなく、予期しなかったことが多々起きる初期の段階です。事前にこうしようと決めていても、予想外のことが起きるのが立ち上げ初期です。その初期の段階で、まずは「こうしよう」という決まり事を、できればビシッと、無理でも暫定的なものとして、次々とルールを

決めるという作業が必要になります。私は、立ち上げスタッフには「最初の 1 〜 2 ヵ月は、毎日業務後にカンファレンスを行うので、帰りは遅くなります」ということを伝えて、どんなに細かくても、その日生じた問題を業務後のカンファですべて挙げて、暫定的でもその日のうちに翌日からの解決策を決める、というように開業後に集中して業務ルールを作成していきました。

　1 ヵ月過ぎたところからカンファレンスの回数を減らし、スタッフが早く帰れるようにして、現在は週に 2 回、昼のカンファレンスとしています。

40 システム / ルールを決めるのにどんなことに注意したらよいですか？

診療時間を決める

　診療時間や休診日は、開院の届出として提出しなければならないので、開業前に必ず決めておく。いったん決めたら、開業後に変更すると新たに届出が必要になるばかりか、患者さんへ伝えるのも大変な労力となってデメリットのほうが多いので、よく考えて決めたほうがよい。

　また、開業スタッフが揃わないうちに決めることになるので、院長の一存となる。

周囲のクリニックより 1 時間遅い終了時間

　　周囲のクリニックが 18 時までが多かったので、19 時にしました。もう一度決めるのであれば、自分の家族との時間を考えると、20 時までに帰宅したいので 18 時か 18 時 30 分までにしたいなあと考えています。

就業規則を決める

　労働基準監督署に提出しなければならないので、これも決めておく。

　たいていはモデルとなる雛形がある。これをもとにつくっていくが、自院との整合を考えないで形だけを整えたのでは、開業後にスタッフとトラブルになったときに、痛い思いをすることになる。雛形を用いるにしても、細部まで確認を怠らないようにしておく。

1 日の流れを決める

　朝、出勤してきて診療を終了して、退室するまでの間の 1 日のスケジュールはしっかり決めておきたい。

業務の流れは開業時と基本変わっていない

　私のところは 8 時 30 分から朝礼（内容の順も決めた）、その後は皆で掃除、50 分から在宅受け入れカンファ。昼は 13 時 30 分から週がわりで医師カンファ・全体カンファ・在宅定期患者共有カンファ。朝は、週 2 日は医師勉強会、週 1 日は経営カンファ、など決めて、アレンジはありましたが基本は変わっていません。

業務マニュアルと業務分担を決める

　業務マニュアルは、開業の最初から完全なものを用意できるわけでなく、実際に業務が始まって、スタッフとともに調整を繰り返していくプロセスが必要となる。

スタッフ同士で決められないので院長が促してマニュアル作成

　開業前に、2 週間の研修期間を設け、その間にスタッフ同士が話し合い、決めていきました。しかし、なかなか初めは誰もリーダーシップをとろうとしないので、一つひとつ私が促して、決定していきました。そうしないと、時間はどんどん過ぎていくので、あせってしまうことになります。

41 開業前にしっかり決めてしまうのがよいのでしょうか？

あとで調整が必要となるものは変更できる余地を残す

　事前にかっちりと決めておくべきか、緩くつくってあとから調整できるようにするのかは、実際のところ迷う。もちろん、決める項目にもよる。

　先述したように、診療時間はいったん決めたら変更するのは困難であるし、就業規則は、自院に合わせてしっかりまとめておかないとトラブルのもとになる。

　一方、スタッフがそろってない段階では、スタッフの業務に関するマニュアルなどのシステムづくりは、実際に業務開始した後、実態に合わせて微調整する必要が生じる。そのため、最初に作成するときに、あとから柔軟に変更できるような余地を残しておく。またシミュレーションなどを実施して振り返りができる（ミーティングなど）ようにする。

業務分担は徐々に明確にすればよい

　開業当初は、限られた人数でのスタートとなる。スタッフの適性などをまだ把握できていないうちに、業務分担を明確に決めておくより、誰でもがいろいろな業務をこなせるようにしておきたい。例えば、看護師であっても受付で応対できるように（受付スタッフの医療行為は別だが）、つまり、どの職種であってもどの業務でもできるという視点も必要である。お互い個々の仕事の内容や大変さ加減が理解できるし、フォローしやすい。

開業後時間が経過し、規模も大きくなると、業務を明確にシェアし、それぞれの職種がその特徴を活かしたシステムに修正していけばよい。

習慣に関わるものは最初から細部まで決めておく

　開業前に決めることがあまりにも多く、事前にどの程度まで決めておくか迷うことも多い。

　このような場合、筆者らは、「家具の配置の決め方」と同じと考えている。引っ越しのとき、たくさんの家具をとりあえず置いてみて、「気に入らなかったらあとで変えたらいいだろう」と決めてないだろうか。しかし実際には、そうして一度置いた家具は、あとで動かすことはあまりない。テーブルの向きひとつとってもあまり変えることはない。変えようと思えば変えられるにも関わらず、である。適当に配置され使いづらくても、いつの間にか使いづらさに慣れてしまう。

　これと同じで、日や週のスケジュールなど「習慣」に関わる業務は、ふだん使う家具と同じように使い慣れてしまい、そうしてできあがった習慣がそのまま良くも悪くも組織を形づくっていくのではないだろうか。

　したがって、逆に"習慣にかかわる"ものは、最初からピッタリ当てはまるように細部まで詰めておいたほうがよい。開業後、もし不具合を感じたならば、習慣化する前になるべく早く見直して変更する（引っ越して最初の数日で家具の位置を変えるように）とよい。

　もし、どうしても最初から決められないもの、稼働してからでないとわからないものは、最初に「暫定的である」として、試験的に運用したうえで、必ず見直すことを"決めて"おく。

XII
開業前に 研修をする

42 開業前の研修は どのタイミングでしたら よいでしょうか？

シミュレーションを兼ねて研修は必須

　まったく新しい体制で事業を始めるわけなので、業務の流れを全員で把握するためにも、それぞれの役割を確認するためにも、また機器の取り扱いに慣れるためにも、そして患者さんにうまく接するためにも、まずシミュレーションをしてみる。開業前の研修は必須だ。

スタッフが揃って設備が整った時点がよい

　研修については、たいていはコンサルタントが示す開業計画のなかに組み込まれており、開業スタッフがそろい、ある程度設備も整った時点がよい時期といえる。

　1回で済ませるのではなく、1回目に行った研修で明らかになった課題を反省し2回目以降に改善していく。

　筆者らの場合、開業の2週間〜1ヵ月前に実施している。

『開業前1ヵ月を研修の時間に』

　コンサルタントに言われて開業前1ヵ月に研修の時間をとりました。まる1日ではなくて午後半日などです。1日目に出た課題を反省して2日目に、というような感じでした。かなりこれで問題点が洗い出せます。

『開業の2週間前に研修を行いました』

開業の2週間前に研修を行いました。コンサルタントが時間割までつくってくれて、電子カルテや検査機器の業者とも連絡して、スケジューリングしてくれました。

接遇研修は保健所審査に必要な「医療安全研修」に申請できる

接遇研修は、製薬会社で専門にやっている人がいて、無償でやってもらいました。保健所の審査で確認される「医療安全の研修」としても申請できます。

43 研修でやっておきたい最低限の内容は何でしょうか？

 ## 職種ごとに現実的な業務に必要な研修を実施

筆者らが実施した業務に関連したスタッフ研修は、右表のようになる。

スタッフ研修は、まず電子カルテの使い方、医療機器の使い方、レジ操作など、知らないと仕事ができない現実的なものははずせない。ただし全員がすべての研修を受ける必要はなく、事務スタッフが医療機器を詳しく知る必要はないし、逆に看護師がレジ操作などを詳しく知る必要はない（ただし、

●研修項目例
・電子カルテ操作
・受付業務　初診　再診
・不調者への対応
・会計業務
・処置・検査への誘導
・処置・検査の仕方
・全体のフローの確認
・接遇
・医療安全
・物品の選定
・物品の補充の仕方

他の部署が何をしているのかを知ってもらう必要はある）。

また特に非常勤のスタッフは、必ずしも研修の時間に都合を合わせられるとも限らない。そうした事情を考慮しながら、適宜、必要な職種が必要な研修を受けられるようにしたい。

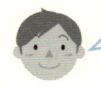 『知らないと仕事が始まらない現実的なものを中心に』

コンサルタントがある程度の研修内容やスケジュールを決めてくれていました。接遇などより、電子カルテの使い方、レントゲンや心電図の使い方、レジの操作など、それを知らないと仕事が

始まらないという現実的なものの研修中心でした。なかでも、患者さんが来院してからの一連の流れを模擬患者さんを使って確認することが一番重要でした。

『最終的に模擬診療を2日間しました』

内容は必要物品のリスト洗い出しと注文、電子カルテ使用の習熟、業務フローの相談と決定、物品の整理場所の決定、などを行い最終版で模擬診療を半日ずつ2日やりました。

理念やビジョンを伝える

ただし、現実的な業務の研修だけでなく、「このクリニックは何を目指して、どのような役割を持つクリニックなのか」といった理念やビジョンを院長が伝える機会も設けておきたい（「45. 院長として研修でどんなことを伝えておくべきですか？」参照）。また、スタート時点からスタッフ同士が良好な関係で一体になれるよう、コミュニケーションをとれる工夫をしたり懇親会を行うことも意義がある。このような「チームビルディングを行う」という意識を持って、研修期間を考えてみる。

ワークショップ形式の研修を実施

接遇や機器の使い方、カルテの入力の仕方などコンサルタントと相談しながら2週間の内容で用意しました。あとは私のやりたいことと当院の理念とビジョンについて話をするワークショップ形式で研修をしました。ワークショップでは、まず院長から「患者中心の医療の方法」を説明し、院長として「なぜ開業するのか」という思いを伝え、その後、スタッフを二つのチームに分け、グループディスカッション、最後にはそれぞれのチームで発表してもら

いました。まだチームがスタートしたばかりでしたので、上下の関係もなく、フランクな感じで研修できたように思います。

家庭医のことやつくろうとしているクリニック像を説明

シミュレーションをしていくこと、家庭医のことや自分がつくろうとしてるクリニック像についての説明などが大事かなと思います。接遇などもしましたが、結局はスタッフのキャラによるものは変えられないかなと思います。

研修して院内ルールを確立

接遇のほか、事務、看護の仕事の流れ、機械の使い方の研修を何日かにわたってやり院内ルールを確立していき、最終的には模擬患者で模擬診療を行うという流れです。模擬患者はコンサルさんが製薬会社の数社に声をかけ、集まってくれた MR さんです。

経験者と未経験者とで研修内容を分けたほうがよいのでしょうか？

全員一つのチームとして流れを確認する必要がある

開業スタッフは、前職場から引っぱってきたスタッフ、開業前の募集で応募してきた看護師や元事務経験者など、医療現場の経験者もいる。しかし、新しい事業を新しいチームでスタートする以上、経験者であれ未経験者であれ、一つのチームとして研修を行いたい。各自の業務分担や業務の流れなど、全員で確認しておく必要がある。

病院経験者には病院との違いを伝える

率直にいうと、病院経験者のなかには「診療所の業務なんて余裕」という考えの人もいる。そんな雰囲気に気づいたら、はじめに「違う」ことを伝えておきたい。

病院と違って、診療所は、

・患者さんとの距離が近いこと

・介護・福祉の知識が必要なこと

・行政や地域（町内会など）とのつながりが重要なこと

など、病院とは違うことがたくさんあることを強調しておく。

もちろん、病院経験者は、院内の改善点に気づくことも多い。しかし、気づいていても、まずはこの診療所のやり方に合わせようという心の余裕は必要だ。そうでないと診療所勤務は厳しいと思う。

> スタッフの貢献が医院の評判につながることを伝える

　病院と違うことで、付け加えるなら、診療所の場合、決して患者さんとのつながりをこちらから切らないことでしょうか。

　それと、病院以上にスタッフの貢献がダイレクトに医院の評判や売上につながることも伝えています。

スタッフに求めるのは業務スキルだけではない

　クリニック事務スタッフにとって、自院が繁盛するかどうかは、医師や看護師の評判であって、自分たちには関わりのないことと思いがちである。その理由は、自分たちは医療のスキルがないからクリニックの売上に直接貢献しているわけではないと考えているからだろう。もっとも、少しでも役立ちたいと自ら医療事務の資格を取ろうとがんばるスタッフもいる。

　しかし、事務スタッフに求めるのはもちろん医療のスキルではないし、事務能力だけでもない。パソコンの処理能力が優れているとか保険点数に習熟しているなどの事務能力もあるとうれしいが、事務スタッフには、それだけではなく患者さんに向けての素敵な笑顔が重要であること、それが患者さんを喜ばせることができること、そして患者さんの増加につながり、ひいては売上増になることも研修のときに伝えておきたい。

　ベテランになるほど事務能力だけに頼ろうとしがちな経験者にも同じように研修時に伝えたい。

> 患者さんのお褒めの言葉がモチベーションアップに

　私のところでは、半年ごとに患者さん全員へのアンケートを実施しています。すると、なかにはお褒めの言葉もいただくんです。

「○○さんの笑顔が素敵です」とか……。それをスタッフにも見せるのです。接遇の必要性をいくら説いてもなかなか理解してもらえませんが、患者さんから直接コメントをもらえるとモチベーションアップにつながってると思います。投書箱の投書では、ネガティブな回答になりがちですが、全員配布のアンケートならポジティブなコメントももらえます。

院長として研修でどんなことを伝えておくべきですか？

 ## 院長としての考え・理念・ビジョンは伝えておきたい

院長として、話しておきたいことはいろいろとあると思うが、
・院長としての考え
・クリニックの目指すもの・理念・ビジョン
はきちんと伝えておきたい。

また、あえて言語化する必要もないが、院長として自分がリーダーであり、管理者、雇用者であることを態度で示し、スタッフにわかってもらうことも大事である。

さらに、言うまでもないことだが、研修で自由に発言できる雰囲気などを醸成することも院長の大切な役割といえる。

 コンセプトをシンプルに伝え、細かいことはあとで修正

私の場合は、4つ出しました。
①決して断らない、②老若男女すべて、科を関係なく、その人を診る、③家庭や地域を意識して対応する、④支える側が支え合っていく

他の先生も同様と思いますが、自分がやりたかった家庭医のコンセプトをシンプルに伝えました。それに従ってもらえれば細かいところはあとで修正すればよしと。このことは、あとから来る新しいスタッフが入るたび必ず伝えています。

XⅢ
開業後の
資金繰り
を考えておく

46 開業して軌道に乗るまで どれくらいでしょうか？

人によって捉え方が違い開業スタイルでも異なる

"軌道に乗る"という捉え方は、人によって異なる。"自分で経営が安定してきたと自信を持てるようになったとき"、あるいは"お金が回るようになったとき"など、それぞれの思いがあるようだ。

開業して、受診する患者さんの数が収入に直結するわけだが、もちろん、前勤務先の病院の近くで開業し、患者さんをそのまま引き継ぐ場合と、いわゆる落下傘開業のように新規の土地で開業した場合とでは、当然ながら開業直後の患者さんの数は違ってくるし、それによって、軌道に乗れるまでの期間も異なってくる。

単月黒字化は少なくとも半年くらいといわれている

しかし、現実的に"お金が回ってくれる"ようにならないと、事業は継続できない。

単純に"単月で黒字になるまでの期間"についていえば、コンサルタントの間では、一般的に半年といわれている。ただ競争の激しい地域によっては、もっと長い時間を要することもあるという。

筆者らの場合についていえば、2ヵ月から半年くらいを要した。

黒字化とは「損益分岐点」を超えること

"損益分岐点"という考え方がある。周知のとおり、これは収入と支出が一致する点であり、上回れば黒字、下回れば赤字である。

クリニックの収入は基本的には単価×患者数で決まるが、医療は価格設定が保険で決められているため単純である。支出は、クリニックで使う医薬品や診療材料など患者数によって変わるもの（変動費）と、人件費や光熱費など基本的に患者数によって変わらないもの（固定費）に分けられ、計算式から損益分岐点が求められる。

開業前のシミュレーションにより、単価がいくらくらいの診療で、患者数はこれくらいの予定で増えて、といった収入面の予測と、看護師や事務員を何人雇い、うち常勤と非常勤は、といった支出面の予算を立てることによって、損益分岐点を超える（黒字化する）おおまかな目標が設定できる。

通常の家庭医の診療をしていれば患者さんが増えないことはない

私は、特に在宅で地域にすでに人脈を持っていたことや、多少は外来患者さんが以前のところから移動してきたので、一般化できることではないのですが、黒字化したのは2ヵ月目からでしょうか。私の考えですが、通常の家庭医の診療をしていれば、患者さんが増えないということはないだろうなとは思います。

新規落下傘開業で最初の6ヵ月はつらかったが……

新規落下傘開業で、4月にスタートしたので最初の6ヵ月はつらかったのですが、自分の給与分をなしにしたので当院は行けたかなと。秋になって患者さんが少しずつ増え始め、シーズンが終わって患者さんが減るかと思ったのですが、大丈夫だったのでホッとしました。

47 お金が回るようになるまで どう乗り切ればよいでしょうか?

開業後2ヵ月間は保険収入がなく運転資金が要る

　注意しておきたいのは、開業しても、診療報酬といっても最初の2ヵ月の間、保険からの入金がなく、患者さん負担分の窓口現金収入だけとなることだ。一方で、開業したら、スタッフの給与の支払いもあるし、開業してわかった不足の物品の補充やスタッフの補充も必要となったり、お金は出ていくばかり。

　そのため、開業後の当座の運転資金は用意しておく。

『1,500万円用意してた運転資金は2ヵ月で数百万円に』

　運転資金は、1,500万円ほど用意していました。それが2ヵ月で数百万円になりました。ただ、その後は保険収入が入ってくるので、減ることはなくなりましたが……。

『立ち上げ当初は物品購入や人員追加で支出も多く……』

　開業計画を立てるとき、運転資金として1,000万円ほど計上していました。

　立ち上げ当初は、物品などの補充購入や人員の追加など支出も多くなって、キャッシュが増えてくるまではならなかったです。

キャッシュフローを理解し慣れていく

　帳簿上は、患者さんの診療をした時点で売上が発生したことになる

（発生主義）。しかし、その売上に対する窓口以外の保険収入は、レセプト請求して2ヵ月後に入金となるので、帳簿上の収支と銀行口座の残高が一致しない。この現預金の流れ（キャッシュフロー）を理解していないと、「勘定あって銭足らず（帳簿上は黒字だが現預金がない）」の状態になる。

　これは、頭のなかで理解していても、感覚的になかなか慣れない。

帳簿上の黒字と通帳の残高の増減が一致しない

　うちは病院時代からの患者さんが開院時にいらっしゃったので、正直開業時の苦労はそれほど大きくありませんでした。ただ、毎月の帳簿上の黒字と通帳の残高の増減が一致しない（つまり帳簿上の黒字とキャッシュフローの関係）については、開業してから痛いほど感じました。

48 開業2年目からは経営的に楽になりますか？

借入金の元本返済が始まると出費が増える

　前述したように、一般に開業後の半年ほどで単月黒字化となると見込まれているが、それ以降、経営は楽になるのだろうか。

　開業のために金融機関から融資を受け、当初の1年間を元金据え置きにしてもらった場合（「II. 資金計画を立てる」参照）、留意しておきたいのは、その据え置き期間が終わると、元金＋利子となって返済額が一気に増えることである（もちろん借入額と返済期間にもよるが）。

　そのため、開業して1年〜1年半がキャッシュフローが厳しいというコンサルタントも多い。これを乗り越えて、ようやく軌道に乗ったともいえる。

 『今、14ヵ月目ですが何とか乗り越えられそうな感じです』

　2年目に入り、患者さんが少し増えてきましたが、銀行の元金返済が1年据え置きのものが返済開始となって、出費が急に増えました。ここを乗り越えられるかどうかは経営状態しだいだと思いました。今、開業14ヵ月目ですが、何とか乗り越えられそうな感じです。

据え置き期間が終わるまでに目途を立てておく

　筆者らも開業前の融資を受ける際、「元金据え置き」の説明は聞いていた。しかし何気なく聞いていたため、実際に据え置き期間が終わってからの返済額に愕然としたという声が多い。

据え置き期間が長い金融機関を選択することも考慮したほうがよい。

　銀行から融資を受けるとき、元本返済の「据え置き期間を1年」と言われたとき、「へーっ、そうなんですか」くらいの気持ちで、重視してなかったのですが、元本返済が始まるまでに、ある程度相応の収入の目途を立てておかないと、かなり厳しいと思います。逆にいうと、元本返済開始の時期がもっと猶予されると、立ち上がりが遅くとも大丈夫なんでしょうけど。

できれば開業前にシミュレーションしておく

　開業することに意識が集中して、開業後のこと、まして2年目以降のことまではなかなか頭が回らない。しかし、できれば、貸借対照表（BS）と損益計算書（PL）のシミュレーションとともに、キャッシュフローについてもシミュレーションしておくとよい。「通帳のお金が○○の時点で○○まで減る」ということをあらかじめ知っておき、それなりの対応も考えておくことは実はとても大事なことである。コンサルタントが示してくれる場合もあるが、そうでなけば、予想をシミュレーションしてもらうよう頼んでみる。

開業後の資金繰りを考えておく

顧問税理士は必要ですか？

開業すると開業コンサルタントと疎遠になる

　開業するためにいろいろとアドバイスをしてもらった開業コンサルタント（特に医薬品卸会社所属の）は、開業すると疎遠になる。しかし、開業しても、経営についての専門家（経営コンサルタント、社会保険労務士、税理士、など）のアドバイスはまだまだ欲しい。

　特に医師は経理に明るくないので、お金の専門家である税理士のアドバイスがとても頼りになる。そこで、税理士との顧問契約をお勧めしたい。開業したら顧問として経営全般にアドバイスしてもらうとよい。

できれば医療現場に明るい税理士に頼みたい

　医療の経理は、保険収入がメインで特殊なので、できれば医療に詳しい税理士に依頼したい。レセプトを返戻された場合、その処理が複雑なので、診療報酬制度に知識があるほうがよい。

　また、税金や社会保険料についてだけでなく、予防接種など自費診療では消費税も発生するので、専門家だからのアドバイスも聞けて頼りになる。売上も順調に推移してくると、個人経営からそろそろ法人化（法人成り）も検討しようという提案も出てくる。

開業コンサルタントと同様に重要な存在

　筆者らの経験では税理士の存在は開業コンサルタントと同じくらい

重要だと実感している（特に開業時に事務長がいないクリニック）。できれば、開業コンサルタントを依頼するときに同時に税理士も決めておき、開業計画に加わってもらうとよい。

　その場合、開業コンサルタントから紹介してもらった人にすぐ決めるのではなく、複数の候補から自分の目で確かめて信頼できる人を見つけておきたい。

　ただ、やたら「節税対策」といって、税法を逸脱するかのようなグレーな方法を勧める税理士もいるので、注意しておきたい。

XIV
開業前に必要な対外的な準備をする

50. 申請手続きで特に注意すべきことは？
51. 開業前の近所への挨拶は必要？

 開業前に必要な申請手続きで特に注意すべきことは何ですか?

コンサルタントが用意してくれるが自分でも注意する

　開業にはいろいろな届出や申請が必要となるが、

・診療所自体の開設に必要な「診療所開設届（保健所）」

・保険診療を行うための「保険医療機関申請書（厚生局）」

が最低限必要となる。

　その他、レントゲンを設置するなら「診療用エックス線装置備付届（保健所）」、医療用麻薬を院内で扱うなら「麻薬管理者・施用者免許申請書（保健所）」、生活保護の受給者に医療給付を行うならば「生活保護法指定医療機関指定申請書（福祉事務所等）」、その他、在宅支援診療所やニコチン依存症管理料（禁煙外来）などの施設基準の届出など、診療科目や診療内容によって、いろいろな届出が必要となり、届け出る場所も異なる。

　申請は自分で行う場合やコンサルタントや税理士が行ってくれる場合もある。いずれにしても、これらはコンサルタントがしっかり調整し、書類を揃えてくれてお膳立てもしてくれるはずであるが、どの書類を、誰が、いつまでに、どこに、どのように提出するか、は確認しておいたほうがよいだろう。もしコンサルタントが忘れていたり、自分で調整しなければならないのであれば、細心の注意が必要である。

 『書類が受理されるまでは緊張しました』

　「診療所開設届」はコンサルタントや税理士さんと相談して、一緒に保健所の窓口に提出しに行きました。事前に書類もしっかり

準備していたため大丈夫だとは思いましたが、やはり受理されるまでは緊張しました。

　受理されたのちも現地確認調査があるのですが、建物の構造などを見るだけでなく、掲示物などしっかり規定に沿っているか確認されるので、事前にコンサルタントとも相談して準備しておきました。

診療所開設届は設計図ができた段階から相談する

　診療所開設届の保健所への申請には注意がいる。これは開設後10日以内が提出期限となるが、院内のレイアウトやクリニック名などにも指導が入る可能性がある。開設後に指導が入って修正を求められても"今さらできない"と困るため、実際には設計図ができた段階から事前相談を繰り返し、当日にはすんなり書類を受理してもらえる状態にしておくのが通常である。

「開設」してはじめて保険医療機関の申請ができる

　「開設日」と「開院日（診療開始日）」は、実は異なる。「開設日」は「開院日」の1ヵ月前くらいに設定し、「開設」後10日以内に保健所に「診療所開設届」を提出しなければならない。提出したのちに行われる現地確認では、現地が開設届どおりになっているか細かく確認されるため、建築・内装や医療機器の設置はもちろん、院内の掲示物なども含めて事前に準備しておく必要がある。保健所によっては申請当日に「診療所開設届」の控えを渡してくれるところもあるが、現地確認後でないと控えを渡さない保健所も多い。

　開設届が受理されただけでは保険診療はできないので、厚生局に「保険医療機関申請書」を提出する必要がある。その添付書類として上の「診療所開設届」の控えが必要となる。また、申請書を提出しても、即

日保険医療機関の指定を受けられるわけではない。指定は毎月1日付と決まっており、申請書は前月の20日までに提出しなければならない。20日を超えて月末近くに提出すると、保険診療ができるのが翌々月からとなってしまい、開院月から俔険診療を始められなくなってしまう。

　そのため、開院日に間に合うように上記のことを逆算して、開設日を決める必要がある。

複数の標榜科目の場合は申請項目も増える

　「小児科と内科」のように、標榜する診療科を複数にする場合は、申請する項目が増えるので注意を要する。コンサルタントも複数の標榜科目には慣れていない場合もあるので、申請漏れがないかどうか確認したい。

　余談となるが、電子カルテのシステムも複数の標榜科目に対応できていないものもある。開業して、実際にレセプト請求したとき、"漏れ"がないかどうかチェックしておくとよい。

51 開業前にはご近所にも挨拶しておいたほうがよいですか？

近所の医師には手土産持参で挨拶しておく

　開業するにあたって、同業となる近所のクリニックには手土産持参で挨拶しておいたほうがよい。

　特に同じ診療科であれば競合となるので、こちらの開業の噂を聞いた頃から気にしているはずであり、敵対的な感情を持たれる可能性もある。その意味でも顔を見せて挨拶をしておくことは重要なことだと思う。逆にお相手の医師の顔も拝見することができる。さらに、訪問先のクリニックの内部の様子や雰囲気もうかがい知ることができる。

『お昼頃に集中してまわりました』

　開業前の挨拶は近くの医院をまわりました。アポをとったり、先生方の休み時間を見計らっていたらきりがないので昼ごろに回ったと思います。診療中でも出てこられる先生、出てこられない先生とさまざまです。最初から受付に挨拶して「先生にお伝えくださいと」手土産を手渡して即失礼するつもりで行きます。手土産は品がよくある程度有名＆定番な地元の焼き菓子にしました。あと前職場の先生がいっしょに病院地域連携室への挨拶まわりに行ってくれました。これはありがたかったですね。

営業を兼ねて地域の施設もまわっておく

　また、在宅医療を行うのであれば、"営業"を兼ねて、近所の病院の地域医療連携室、居宅介護事業所、訪問看護ステーション、地域包括

支援センターなどもまわって挨拶しておくとよい。特に前職場近くで開業する場合、「独立して開業した」ことをしっかり告知しておくことは、在宅患者さんの紹介に早くつながってくる。

『依頼されて開業初日から看取りを経験しました』

私は特に病院の連携室、居宅介護事業所、訪問看護ステーション、地域包括支援センターはかなり回りました。訪問診療の依頼だけは開業2週間前から受け付けることにしたのですが、そのおかげ？か依頼も多くいただき、開業初日の看取りを経験することになりました。

 ## 地域に根ざすために地元との関係づくりは欠かせない

家庭医療を学んだ筆者らは、地元にしっかりと根ざしていくことを特に重要と考えている。もちろん家庭医療に限らず、その地に開業するのであれば、地域に愛されるクリニックでありたいと思うのは当然だろう。そのため地元の商店街や町内会や自治会などとの関係づくりも欠かせない。

『たまたま商店街の会長さんから誘われて入会しました』

たまたま、地元の商店街の会長さんが「商店会に入りませんか？」とお誘いに来てくれた（ちょうど会員を増やしたかった）のをきっかけに入会しました。開業後ちょうど暇だったこともあり、プライマリ・ケアの本質は地域づくりという思いもあって、商店街で人がいなくて困ってそうな仕事を手伝い出して、知り合いを増やしていったという感じですね。

XV
家族の関わり
について

 ## 52 開業を決意するとき 家族には相談したほうが よいでしょうか？

 ## 家族にも影響する場面があるので必ず相談する

　開業すれば、間違いなく家族にも影響する。家族、特に配偶者への相談は欠かせない。

　筆者らの配偶者（妻）の場合、同業の医師、看護師、非医療従事者であったり、医療従事者であっても今は専業主婦など立場はさまざまである。一方で、筆者ら自身、配偶者に仕事の話をよくするという人、反対にあまり仕事の話はしない人、というように考えもまちまちである。

　しかし、配偶者が開業について「ノータッチにしておきたい」と言っていても、必ずどこかで配偶者の立場が必要になってくることがある。

 ## 開業にノータッチの配偶者でも事前に話し合う

　そこで、経営に関わってもらうかどうかも含めて、配偶者とは事前に話し合っておく必要がある。開業することは、家族にとっても大きなリスクを背負うことになるため、配偶者が不安を持つのは当然である。その不安を解消するように、配偶者に対してもきちんとした事業計画をプレゼンするつもりで説明しておきたい。

　また、開業を決めて、どのようなクリニックにするか、そのコンセプト、デザイン、設計・設備を決めるとき、異性の視点も必要になってくる場合もあり、配偶者の協力は欠かせない。

『妻に相談しなかったので大変なことに……』

私の場合、開業する思いが強かったので突っ走って開業準備を進めており、最初、妻をチームに入れていなかったことで、そのあと大変なことになりました。

『妻を説得できなければ開業は無理だと……』

開業の決意は、このままだと自分がだめになる（今もだめになっているが　笑）というなんかの思い込みだったような気がします。決めてからは妻に相談。連帯保証人となるであろう妻（家族）を説得できなければ開業は無理だと思っていました。

『妻にはすごく感謝しました』

相談は妻にしました。(勤務医時代)給料は研修が移る度に下がっていったので、生活と育児をやりくりしてくれた妻にはすごく感謝しました。さらに開業という一大イベントですから、妻と一緒に話を進めるべきだと考えていました。その後、開業時からスタッフの一人として一緒に働いてくれており、今も常に相談をしています。

『転居や開業に向けて背中を押してくれたと思います』

決意する以前からずーっと既定路線で話をしていましたし、親の診療所を継承しないという判断をしたときもいつも傍らで僕の気持ちを聞いていてくれました。新規に開業することについても「このままの生活でいいという人もいるけど、あなたはそうは思わないのでしょ」と転居や開業に向けて背中を押してくれたと思います。

借金について説明して不安を解消しておく

　配偶者の不安は、ひとつには融資を受けることで「借金を負う」という思いを持つことにある。実際に融資先の金融機関から連帯保証人として配偶者を指定されることもある。これから子どもの教育費が必要となってくる年代では、なおさら不安が増大する。

　したがって、借金についての計画（返済の見通しなど）もしっかり説明して、ぜひとも不安は解消しておきたい。

 医師協同組合は配偶者が保証人になることが条件

　医師専用の信用金庫である医師協同組合は、配偶者が保証人になることが条件になっていました。開業時には夫婦がうまくいっており、（開業するには）双方納得していないとうまくいかない、ということをわかっていて、このような条件にしているのだと思います。

53 開業のことをどの段階で話をするとよいでしょうか？

開業しようと決めたらできるだけ早く相談する

　普段から仕事のことを含めていろいろなことを相談し合う仲であれば、雰囲気を察しているので、いざ開業という話が出たときにも配偶者は、身構えることなく聞いてくれるだろう。

　逆に、「仕事と家庭は別」と考えて、普段あまり仕事面のことなど相談したことがない人では、いきなり「開業する！」と話を切り出すと驚かれると思う。

　具体的に開業計画に移る前、気持ち的に「開業しようかな」と思ったときに相談するのが一番よいだろう。

　そして、開業しようと考えたら、なるべく早い時期に、具体的でなくても伝えたい。前項で述べたように、「開業にノータッチ」と言っていたとしても、配偶者は重要なステイクホルダーでもある。もし、知らせないまま開業計画を進めていき、どこかの時点で配偶者の協力が必要になったとき、「そんな話は聞いていない」ということにもなりかねない。

『相談ではなく報告の感じだったのでヘソを曲げられて……』

　妻にも開業の計画を伝えてはありましたが、相談ではなく報告のような感じだったので、「勝手にやってよね」という感じで妻は冷ややかに見ていました（見ていたそうです）。数ヵ月経過して、いざ融資を受けるときになって、妻に保証人になってもらわないといけないため、当事者である妻抜きに話を進められないことが

わかりました。そこで改めて妻に話をしたのですが、最初はものすごくヘソを曲げて保証人も拒否していました。謝りたおして、なんとか開業計画にも参加してもらうことになり、保証人にもなってもらうことができました。

『研修医時代から妻には開業することを伝えていました』

私の場合、研修医のときから、開業することを伝えていました。なので、妻もそのために医療事務の資格をとったり、準備をしてくれていました。

54 配偶者には開業の準備に どこまで関わってもらうと よいですか？

どこまで関わってもらうかも事前に話し合っておく

　筆者らは、開業前に先輩開業医を見学にいった際に、配偶者の関わり方についても必ず聞いてまわった。配偶者が看護師か医師か、また非医療従事者か、などによっても異なってくるし、看護師の配偶者という立場は同じでも、クリニックへの関わり方はまったく違うという印象がある。

　筆者らの場合、開業にあたっての配偶者の関わりについては、場所探しから関わってもらい成功したケース、決断に迷うときは必ず相談するケース、仲間うちで開業準備を始め配偶者には相談しなかったところ途中で関わってもらいたいと思ったらヘソを曲げられたケース、など、いろいろである。

　前述したように、開業を決意したら配偶者にもその計画について相談するのはもちろんであるが、"どこまで関わってもらうか"も大事なことなので、事前に話し合っておく。

むしろ開業後の関わりについて明確に決めておく

　配偶者とは開業について話し合っておくだけでなく、むしろ"開業後にどのように関わってもらうか"を事前に話し合っておくことが重要かもしれない。

　これには、院長としての自分の考え、そして配偶者の考えを確認しておく必要がある。院長と一緒に二人三脚でクリニックを育てていこうという配偶者もいれば、まったく関わりたくないと考えている配偶

者もいる。また、配偶者が「自分たち夫婦のクリニック」と考えている一方で、院長が、例えば組織を重視したいと考えていたり、公益性を重視したいという方針であれば、夫婦の間に齟齬が生じる可能性がある。その場合、配偶者に協力を求めすぎないほうがよい。

　配偶者が、経営には関わりたくないと考えていても、"経営者の配偶者"という立場が求められることもある。ただし、"経営者の配偶者"という立場は曖昧で、配偶者自身が困惑することになりがちなので、役割の範囲について明確に決めておく。

『退職者が出て関わってもらうようになりました』

　うちの奥さんは看護師です。最初はまったく関わる気はなかったのですが看護師に急に退職者が出たこともあって、なし崩し的に復帰してもらっています。事務の人手が足りないときから手伝いで事務の仕事も覚え始めました。レセプトとか請求業務とかはぜんぜんまだまだですが。ぼくよりもコミュニケーション能力が高いので看護師、事務ともに潤滑油のようにスムーズに回るようにしてくれますし、スタッフのことや僕のことも気づいたことは早めにフィードバックしてくれます。

　僕は人の顔と名前を覚えるのが苦手ですが、妻はめちゃめちゃ得意で一度会ったら忘れません。そういう意味でも商売には向いていると思いますし、もっと力を活かしてもらったらと思うのですが、あまり診療所のことをやりすぎると家庭内のこと、子どものことなどが後回しにされてしまうので、そのバランスをとっていくことが大変だと思っています。

　子どものいる前で「今日のあの患者さんは…」という話は極力しないようには努めています。ご近所話でもあるし個人情報保護の境目にも家庭内で気をつかいます。

金銭の取り扱いは配偶者がすべきとは一概にいえない

"金銭に関わることは身内が扱うべき"と当然のように考えられているフシがある。ただ、これも一概にいえるものではなく、身内として金銭管理あるいは経理まで頼むかどうかを双方が納得する形で決めておくのがよい。これも院長と配偶者の考えが大きいと思う。

配偶者と二人三脚の"自分たち夫婦のクリニック"という意識があれば、他人に金銭の管理を頼むのには抵抗があるかもしれない。組織を重視するのであれば、家族以外の人に頼むことも考えられるが、現実問題として、最初から信頼のおける人を見つけられるかどうか悩ましい問題である。

『領収書の入力と小口現金の管理のみやってもらっています』

うちの奥さん、初めから「飲み会要員」＋「経理役」のみの関わりです。私自身が、仕事と家庭を混ぜたくないという意向が強かったのと、彼女もそれが良いという考えでした。

飲み会要員というのは、私に文句を言えるのが奥さんのみなので（笑）、良い意味で、スタッフを労ってもらうことができます。それと「経理役」では領収書の入力と小口現金の管理のみやってもらっています。それ以外の経営管理から振込み、給与振込み、人事、総務関連はすべて私がやっているので、ちょっとオーバーワーク気味です。

それと、経営の大きな決断とか私の愚痴は奥さんに聞いてもらっています。仕事と家庭を分離するという方針とは矛盾するのですが（笑）。

XVI
開業前に知っておきたい知識

経営に関する知識は
どの程度知っておくと
よいでしょうか？

経理について最低限の知識は身につけておく

　筆者らの間で、開業前に知っておくべきこととして、全員が挙げたのは、「お金の話」である。

　医療者は、お金と関わる機会がほとんどないので、開業にあたっては、最低限の知識は身につけておかないと、失敗する可能性は否定できない。

　少なくとも、「貸借対照表」、「損益計算書」、「キャッシュフロー」の財務3表は、おおざっぱでもよいので、その意義や読み方などを知っておくとよい。

 『損益計算書から水漏れを発見した例があります』

　例えば、損益決算書を読んでいて、前の月より水道料が急に高くなっていることから水漏れを発見したという話を2例知っています。

　また、新たな病棟を建てて、減価償却が大きいうちに内部留保をしておかなければいけないのに、「税金にとられるくらいなら使ったほうが良い」などと友人の医師から吹き込まれて無駄な支出をして利益をわざと出さないようにした結果、純資産がまったく増えずに後で苦労する、という例もみてきました。

 『自分の給料と患者さんの数の関係を知ることから……』

　お金に関わることは、知っておくとよいと思います。開業前に

自分の給料を得ようと思ったら、どれくらいの患者数を診なければなど、簡単なところから始めてもよいのではないかと思います。

保険請求を院長の目でも確認できるようにする

　開業時に事務長がいる、あるいは医療事務に詳しいスタッフがいるとしても、保険請求事務を任せきりにするのはやめたほうがよい。請求漏れを見逃してしまう可能性があるからである。請求ミスであれば返戻されるが、何らかの加算があるのに請求していなかったら、気づかないままとなる。院長の目でも確認できるようにしておきたい。

 診療報酬改定の説明会のときには、スタッフだけでなく、院長の私も必ず行くようにしています。

雇用者として考え方を学ぶ

　クリニックの院長が開業年数に関わらず口をそろえて挙げる悩みとは、“人の問題”である。つまり、スタッフの雇用に関する悩みである。
　そのため、“人様を扱う”という雇用者としての考え方は学んでおいたほうがよい。それを学ぶためのセミナーなどもあるが、開業前の多忙時であれば、まずは、ピーター・ドラッガーの組織のマネジメント論や名言集、ディール・カーネーギーの『人を動かす』など古典的な名著やコーチングに関する書籍から読み始めるとよい。

病院の医療と診療所の医療は どんなところが違いますか？

疾患の幅が広くコモンディジーズが多いという特徴

　一般的に、総合病院で専門医として診療していた医師が開業するパターンは多い。その場合、筆者らの経験では、求められる知識や技術は、それまでの病院の経験とは異なってくる。

　筆者らは、診療所を中心に家庭医療の研修を受けたが、研修で学んだことと開業してから用いる医学的な知識・技術に大きな差はなかったと感じている。

　それでも、開業して診療所医療が病院医療と異なると改めて感じるのは

・疾患の幅が広い

・コモンディジーズが多い

ということである。

　これは、何科であっても同じである。例えば病院では、耳鼻科は細分化された部位や疾患などを得意とし、あるいはそれを専門とするという診療が行われている。しかし、そのような専門医であっても、開業すれば"耳鼻科のジェネラリスト"であることが求められることになる。

　筆者らからみて実際に開業して役立つと思われた項目は、

・統合的ケア

・家族志向性ケア

・地域志向性ケア

・医療面接技術

・不定愁訴への対応

・救急医療（急変時に自らが対応する）

・医療安全

・感染症対策

などである。これらは、筆者らが学んだ家庭医療の項目であり、診療所での診療には欠かせない項目といえる。

診療のなかにスタッフを組み込んでいくことが大事

病院では、医師が受付の担当者の顔も名前も知る機会はなく、受付で患者さんがどんな話をしているのか知ることができない。しかし、診療所では、患者さんはスタッフと顔なじみであり、またスタッフに話をすることも多い。診療所では、そんな受付の様子、患者さんのことなど、受付スタッフから聞くことができる。

診療所では病院と違って受付スタッフは医師の近くにいる。その意味では、診療のなかにスタッフも組み込んでいくことが大事だと思う。受付スタッフには、患者さんに安心して帰ってもらえるような表情を心がけるよう常日頃から伝えておきたい。

院長やスタッフの態度・評判が評価に直結する

病院では、「病院で診てもらう」ことを目的に受診されているが、診療所では、「院長である自分に診てもらう」ことを目的に患者さんが来院している。つまり自分の態度、評判が自院の評価に直結する。もちろんスタッフの態度も評価に影響する。大きな病院にいるときには意識しなかったことであり、忘れてはならないことだと思う。

また、病院と違うのは、「明日また診せて下さい」と言ってもよいこと。これは診療所の強みといえる。

57 専門医が内科を標榜するとき どんな知識とスキルを 知っておくとよいですか？

 内科全般の知識だけでなく社会的・精神的な視点も必要

どんな内科診療を目指すかによるが、筆者らの経験では、生活習慣病（高血圧、糖尿病、脂質異常症）、呼吸器疾患（風邪、気管支炎、肺炎、COPD、喘息）、消化器疾患（肝疾患、消化管疾患）、腎臓疾患（CKD、末期腎不全）、電解質異常への対応、高齢者のケア、骨粗鬆症の診療、血液疾患や膠原病を想起し見落とさず診療、紹介できること、などなど求められる。

知識としては、内科も臓器専門医から、臓器を超えた患者個人に関する内科全般の知識が必要になる。生活習慣病はもちろんだが、症候学や最新のガイドラインなどの治療に短時間で結びつく方法（電子教科書の利用）なども役立つだろう。

スキルについては、疾患だけでなく、社会的な視点（患者さんの経済状況）や精神的な視点（ストレスやうつ病など）を持っておくとよい。それらは今後、在宅診療を行うにあたり、必要な技術となる。

知識やスキルをアップデートする"検索スキル"が必要

開業すると、研修時代よりもさらに忙しくなり、疑問を解決するために調べに費やす時間が限られてくる。

いくら開業前に知識やスキルを身につけても、アップデートしないと次第にサビていく。そうした意味では、知識やスキルを得るための「検索の知識やスキル」が必要となる。例えば DynaMed や UpTodate など二次資料や、国内外の各種ガイドラインの利用は、忙しい日常診

療のなかで効率よく検索できる大きなツールである。特にインターネットを利用した検索は短い時間で答えにたどり着くことができるため必須の知識やスキルといえる。知識やスキルを磨くために必要な経費は惜しむものではない。

 「患者中心の医療の方法」を知識でなく実践できることが大事

　私は、「患者中心の医療の方法」をお勧めしたいと思います。診療所ではいろいろな患者さんが来られるので、それぞれに対応できるようになるためです。この言葉で検索するといろいろ情報を得ることができます。しかし情報があって知識として知っているだけではダメです。知っていることとできることは違うからです。そのためには、開業前に「患者中心の医療の方法」を実践している施設に行って、院長やスタッフと診察の際に重視している点について対話をしてみるのも良いのではと思います。そのような話題で相談できる繋がりもまた開業後の診療で悩んだときに生きてくるのではと思いますから……。

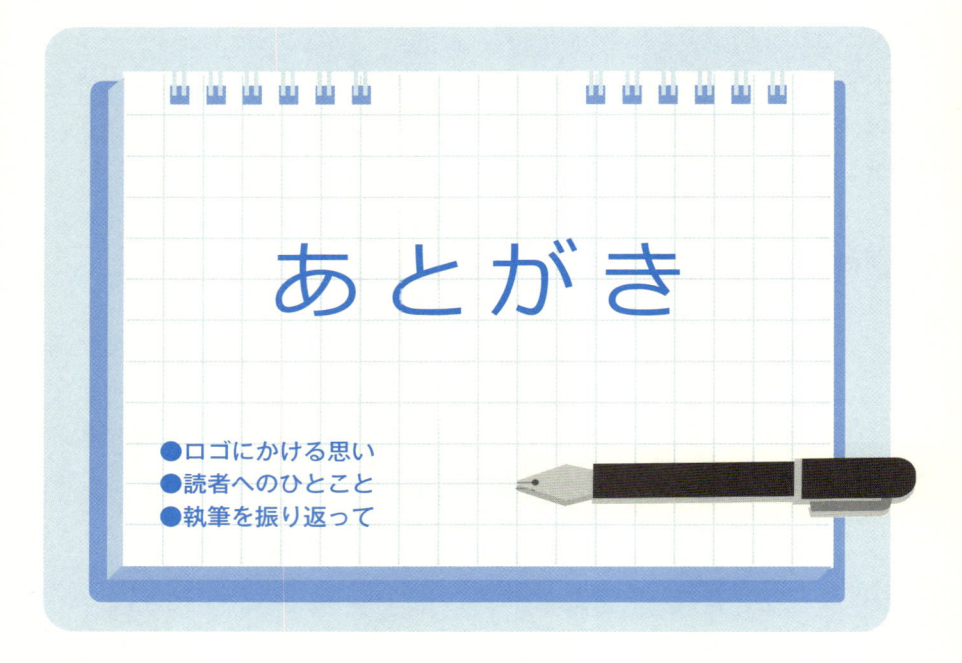

あとがき

- ●ロゴにかける思い
- ●読者へのひとこと
- ●執筆を振り返って

大橋 博樹／多摩ファミリークリニック

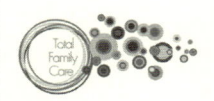

●ロゴについて／円は人（家族）をイメージしています。クリニックのコンセプトである「Total Family Care」の元に、さまざまな色合いの円（地域の人々・家族）が集まる様子をかたちにしました。

自分の理念実現のために、いかに多くの雑用をこなすことができるかが開業の鍵になります。

●振り返って／開業して8年が経過し、開業時のことを忘れかけていましたが、本書の企画で当時の記憶が蘇りました。想像より大変なこと、想像よりむずかしくないこと、開業にはたくさんの「意外」がありました。それは、いかに自分が社会常識に疎いかを思い知るきっかけにもなりました。しかし、自分の理念に共感してくれる仲間に助けられてここまで来ました。本当に感謝しています。今はこれからの夢を仲間とともに作っている最中です。

栗原 大輔／かまくらファミリークリニック

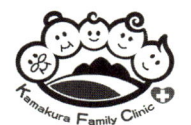

●**ロゴについて**／家族の単位で診ていくこと、海と山がある鎌倉という地域全体を診ていくことを示せるような表現にしました。

とても充実して楽しいですが、
行きたい旅行は開業前に行っておいたほうが良いです。

●**振り返って**／開業前は多くの情報を集めても、「本当のところはどうなのだろう」とか「自分のスタイルでも大丈夫だろうか」と、あれこれ考えて手探りで進んでいたのを思い出します。もしあの時に、この本の内容を知っていたら悩みは減っていたと思います。でも、今ふりかえってみると、本当は悩むこと自体も楽しんでいたのだと気づきました。おそらく今もこれからも、常に過渡期のような状況を楽しんで進んでいくのだと思います。

小宮山 学／ありがとうみんなファミリークリニック平塚

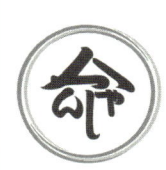

●**ロゴについて**／「感謝」をテーマに決めてロゴを考えていたとき、平仮名の「ありがとう」で「愛」という漢字を表現した作品を見つけ、それを書いた杉浦誠司さんという文字職人の方にお願いすることを直観的に決めました。岐阜の多治見市に直接お会いしに行き、思いをいろいろお伝えした上で、どの漢字と平仮名の組み合わせにするかはお任せしたところ「かんしゃ」に「命」をぶつけてきました。直球できたなと思いましたね（笑）。頼むだけではもったいないのでメイキング動画もつくり、ホームページに載せています。

どんなに小さい組織でも事業を行う組織のリーダーは、
世の中の見方や、世の中からの見られ方が変わります。
鶏口なるとも牛後となるなかれ。ぜひ誇り高き鶏口になって下さい。

●**振り返って**／開業の経験をどこかにまとめておきたいと以前から考えていたところに、ちょうど今回のお話を頂き、是非にもと参加させて頂きました。自分だけでなく、他の先生の開業の経験も聞くことで、とても貴重な機会となりました。フェイスブックのやりとりを、本のかたちにまとめるという新たな手法でしたが、プリメド社の鎌田さんによる巧みな編集で、読み応えある本になったのではないかと思います。ありがとうございました。

田原 正夫／岩倉駅前たはらクリニック

●**ロゴについて**／家庭医療の中心的概念のひとつである「家族志向のプライマリ・ケア」を示すイラスト「家族の木」をモチーフにしました。円の中にはさまざまな個人、家族、コミュニティ、そこから拡がる関係性をイメージし、そのすべてを包括し尊重してケアを提供できる診療所の家庭医としてやっていくという決意、想いをこめました。

 開業を考えることは、今後のライフプランや人生観を自分自身に問う貴重な機会です。自分や家族との対話を大切にしてください。

●**振り返って**／開業して2年ほどですが、この短い間でも密度の高いさまざまな経験ができ、成長してきたなと執筆に関わらせていただき感じています。今後、スタッフとともにさらなる成長、発展をしていきたいと思います。他先生のご経験から、スムーズに開業するための最適解はなく、置かれた状況によって直面する問題や解決方法は違うということがよくわかりました。そういった意味でこのような執筆形式での著書ができたことは大きな意義があるのではないかと思います。

森永 太輔／つむぎファミリークリニック

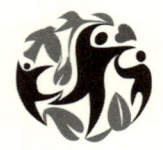

●**ロゴについて**／つむぎファミリークリニックの理念である「癒しと幸せのつながりをひろげる」を、人々、植物、動物を一筆でつなげた先にハートがうまれることで表現してみました。

 開業はゴールではなくやはりスタートですね。

●**振り返って**／クリニックにも、①開業できるかの不安の時代、②開業してからの軌道にのるまでの時代、③地域に基盤ができはじめどんな貢献ができるか考える時代、④地域や患者さんとともに年老いて行く時代、⑤勇退や継承など一線を退くことを考える時代、のようなライフサイクルがあるのだろうなと考えながら「あとがき」を書いています。②の時代にみなさんと①の時代を共有することで、ケースは違っても、皆さんそれぞれが情熱をもってやってきたことが伝わってきました。今の私は③の時代で、②の時代を懐かしみながらこれからの10年を考えています。

若手院長です
開業のこと何でも質問してください

2019年3月1日　初版　第1刷　発行
定価：本体2,500円＋税

・

著者
大橋 博樹
栗原 大輔
小宮山 学
田原 正夫
森永 太輔

・

発行所
株式会社プリメド社
〒 532-0003 大阪市淀川区宮原 4-4-63
新大阪千代田ビル別館
tel=06-6393-7727
https://www.primed.co.jp
振替 00920-8-74509

・

印刷
モリモト印刷株式会社

・

デザイン
吉岡久美子

ISBN978-4-938866-66-2　C3047

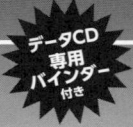

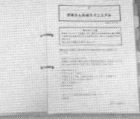
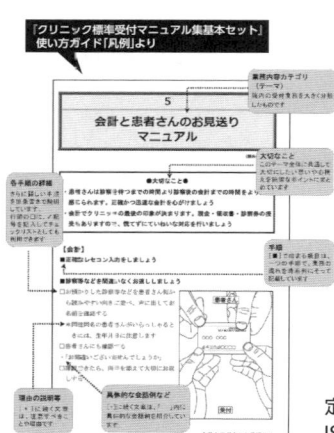
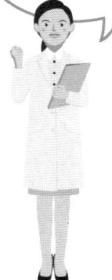

●『クリニック標準受付マニュアル集』基本セットの内容

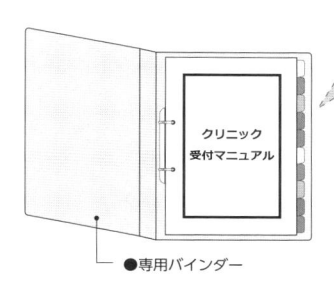

バインダーに一式セット

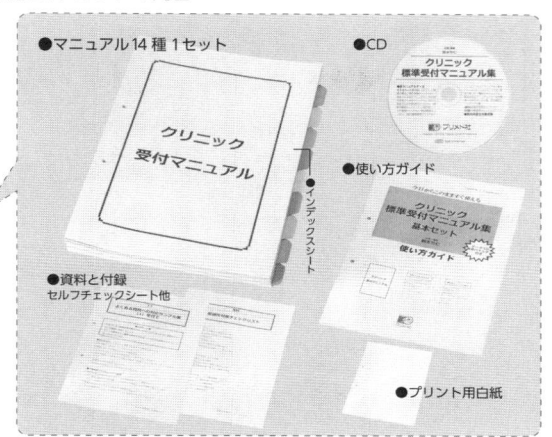

- ●マニュアル14種1セット
- ●CD
- クリニック 受付マニュアル
- ●使い方ガイド
- ●資料と付録 セルフチェックシート他
- ●インデックスシート
- ●専用バインダー
- ●プリント用白紙

◆**業務別の各種マニュアル（14種）**

基本理念と行動指針

1 クリニック業務の基本
2 朝の準備チェックリスト
3 患者さんお迎えマニュアル
4 待合室の患者さん対応マニュアル
5 会計と患者さんのお見送りマニュアル ★2
6 退室の確認チェックリスト
7 待合室／トイレの管理マニュアル
8 物品管理マニュアル
9 院内事務管理マニュアル
10 コミュニケーションマニュアル－基本
11 コミュニケーションマニュアル－敬語の使い方
12 電話応対マニュアル
13 緊急時対応マニュアル
14 よくある質問への対応マニュアル（応用例集）

◆**クリニックに役立つ資料と付録**

［資料］院内規定（ルール）応用例集
［資料］保健所対策チェックリスト
［付録］仕事の目標達成セルフチェックシート

◆専用バインダー（2穴式）
◆「クリニック標準受付マニュアル集 基本セット」の使い方ガイド
◆インデックスシート
◆**データ用CD**
※データはすべて圧縮されており解凍してご使用ください（解凍にはパスワードが必要です）
◇マニュアルおよび資料各データ（18ファイル）
◇「基本理念／行動指針」テンプレート
◇追加マニュアル用入力フォーム
◇仕事の目標到達セルフチェックシート各データ（3種）
◇院内お役立ち書式集各データ（34種）★3
◆**自院でマニュアル追加用の 専用プリント用紙（2穴式）**

★1 保険証を受付後返却か 会計後返却かの2種あります。

★2 院外処方か院内薬局かの 2種あります。

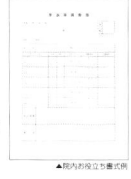

 ★3 **院内お役立ち書式集（付録CDにデータ収録）**

院内のさまざまな業務（スタッフ教育、コミュニケーション、業務改善、労務管理、組織活性化、経営分析、会計など）に用いる書式34種類のデータを用意しました。ダウンロード後、ご自由にアレンジしてご利用ください。（『クリニック経営簡単実践アイデア集』の特典で用意されたものと同じものです）

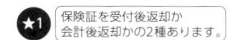
▲院内お役立ち書式例

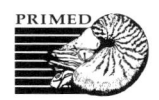
PRIMED

for Primary-care Medicine
株式会社 プリメド社

〒532-0003 大阪市淀川区宮原4-4-63 新大阪千代田ビル別館
TEL.（06）6393-7727　　FAX.（06）6393-7786
URL　https://www.primed.co.jp

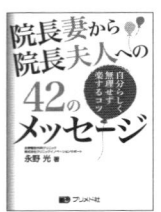
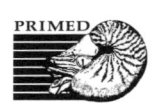